I0704831

Simón Colmenarez

ADICTOS DIGITALES

La adicción a internet y a la realidad simulada

NEUROCIENCIA COGNITIVA CIBERNÉTICA

Simón Colmenarez

ADICTOS DIGITALES

La adicción a internet y a la realidad simulada

NEUROCIENCIA COGNITIVA CIBERNÉTICA

ADICTOS DIGITALES

La adicción a internet y a la realidad simulada

Neurociencia Cognitiva Cibernética

Simón Colmenarez.
Buenos Aires, Argentina. Octubre 2024.

Portada: Hokinz Desingns @ _hokinz

Producción:
Profuturo Centro UNESCO Para Reingeniería Humana

ISBN 9798343025446

A mis hijas

que tejen hermosos sueños

para un mundo necesario,

mientras la Matrix sustrae la realidad

e inocula una inexistente.

A ´los muchos´
cuyas mentes son violentadas por ´los pocos´.
Por los inocentes a quienes sus padres
permiten conectarse a una vida mediocre.
A ti que luchas por salir de la ilusión
diseñada, y vivir en la realidad.

El mundo inexistente en el que tú habitas
te mantiene secuestrado y distanciado de la realidad,
desde esa mentira hecha verdad resultará imposible
solucionar lo que se vincula a ti
como fantasía placentera que controla tu mente
y daña tu existencia.

ÍNDICE

I
LOS ADICTOS DIGITALES
EL TRASTORNO POR ADICCIÓN A INTERNET (TAI)

ENGANCHADO A DOPAMINA Y REALIDAD SIMULADA

La pandemia de coronavirus de 2019, obligó a la población del planeta a aislarse en sus hogares y tomar medidas extremas para proteger su salud. En ese proceso de cuarentena ilimitada y distanciamiento social, los humanos se vieron obligados a interactuar con el resto del mundo, únicamente a través de sus artefactos digitales.

Ya se había identificado al SARS-CoV-2 como el virus responsable de causar fiebre, tos, dolor de cabeza y en casos graves neumonía y dificultad respiratoria aguda. La enfermedad era transmitida de persona a persona por contagio simple a través de gotas de saliva emitidas al hablar, toser, estornudar o simplemente respirar. La cantidad de contagios llevó a sentir mucho miedo en la población y a la Organización Mundial de la Salud (OMS), a declarar una emergencia en salud pública internacional, desde enero de 2020 hasta mayo de 2023. Los cadáveres de los fallecidos eran incinerados sin que sus familias pudieran verlos por última vez.

Pero imagina solo por un instante, que el coronavirus en vez de ocasionar fiebre, tos, dolor y dificultad para respirar hubiese producido en los infectados placer y deseo, si, solo placer y deseo mientras destruye la salud. Tus familiares no sentirían miedo y tampoco preocupación por ti, la mayoría ni siquiera notará nada extraño todo lo contrario, pensarían que todo está bien pues no sientes dolor, fiebre ni otro síntoma que indique que padeces algo peligroso.

En este momento una pandemia somete a la humanidad y de modo silencioso por vías digitales el virus avanza, lo que nos hace unas víctimas hasta ahora desamparadas, literalmente un *virus informático para consecuencias biológicas*. Puntualmente un software cuyos algoritmos están diseñados para que cuando interactúas con ellos, por medio de pantallas o dispositivos digitales, pueden vincularse a tu *Sistema de Recompensa Cerebral*, generando estímulos visuales y auditivos que te llevan a experimentar sensaciones de deseo y placer.

Hoy adultos, jóvenes, adolescentes y niños son presa de los dispositivos digitales, pierden el tiempo en actividades pasivas, ya que no hacen una actividad donde gestionen su vida. Las pantallas les dirigen y pasan conectados muchas horas cada día, mientras el *virus algoritmo* les garantiza dosis de dopamina para vivir en un mundo de placer y deseo. Ya estudios científicos dan cuenta de la existencia de un *Trastorno por Adicción a Internet*, pero ¿eso en qué se traduce? Por el contrario, al usar pantallas muchos piensan que las personas están en una actividad sana y que les distrae, las madres agradecen que sus hijos estén tranquilos y ocupados, los adultos sienten bienestar... ¿Cómo puede ser esto malo? ¿Dónde está el daño?

Las estadísticas muestran el cambio en la cantidad de horas al día que las personas pasan usando pantallas: **Antes del coronavirus**, niños y jóvenes permanecían en promedio 2.7 horas por día conectados frente a pantallas. **En tiempos de Covid-19** aumentó dramáticamente el uso de los teléfonos inteligentes y otros dispositivos. Para junio de 2021, se hizo una medición por parte de *Parents to Gether*, mostró la preocupación de los adultos por el aumento del tiempo de los niños con las pantallas, reflejando un 500% de crecimiento en las horas frente a teléfonos inteligentes. Una investigación de *JAMA Pedriatrics* informó cómo la medida de uso diario de dispositivos digitales pasó a más de 7.7 horas diarias durante la pandemia. No obstante, ante la crisis mundial los padres permitieron que sus hijos se "distrajeran" con el uso de tecnología por el tiempo del aislamiento.

En la actualidad, en promedio y a nivel mundial, las personas pasan más de 7.7 horas diarias conectados a los dispositivos digitales, esto representa 2.810 horas al año, lo que se traduce en 117 días sin gestión de vida. El 32% de un año de su vida lo pasa totalmente inmóvil, destruyendo su salud, siendo controlado mentalmente y recibiendo estímulos directamente sobre el sistema nervioso perturbando la funcionalidad del pensamiento, las emociones y el comportamiento. Algunos países están por encima de ese tiempo de conexión en horas por día, tales como: Sudáfrica 10 horas 46 minutos, Filipinas 10 horas 27 minutos, Brasil 10 horas y Argentina 9 horas 38 minutos.

Evolución del tiempo que los humanos pasan conectados a dispositivos digitales

Fuente: Investigaciones del autor. Diseño de infografía Profuturo UNESCO, mediante AI.

Definitivamente el aislamiento social decretado por el Covid-19, fue un factor determinante para crear una sociedad cibernética adicta a la dopamina, aparte de los daños a la exposición de las pantallas, se suma el control cognitivo en masa por vía de la información recibida irracionalmente. Lo cierto es que estamos en presencia de una realidad de consecuencias catastróficas para la humanidad.

Actualmente millones de seres humanos sin distingo de razas, clases, credos o edades se mantienen sin saberlo encadenados a una prisión de cristal, sumando una adicción adquirida por la hiperactividad en dispositivos digitales y las pantallas, desarrollando consecuencias similares a las causadas por el consumo de heroína, cocaína, metanfetamina, ketamina o por alcoholismo.

La dopamina es el neurotransmisor que libera el cerebro antes o durante ciertas actividades y/o acciones que nos resultan agradables. El placer es la recompensa a dichas actividades o situaciones, y repetimos las mismas para tener mayores dosis de goce, lo que podría no ser malo a menos que sean en actividades pasivas, que no lleven a nada constructivo en nuestra vida y existencia, o donde solo perdemos el tiempo, no nos enfocamos en actividades, no razonamos.

Las secuelas del uso excesivo de pantallas, el daño del cual poco o nada se habla, es de gran magnitud: se neutralizan las áreas relacionadas con el juicio y la razón y se estimulan las emociones, el placer y el deseo (tema que desarrollaré más adelante), pero te adelanto algunas consecuencias, que representan una drástica involución del ser humano, a saber:

✓ El uso de pantallas deteriora la materia blanca de la corteza prefrontal, contrae dicha área, ralentiza el razonamiento y la comunicación.

✓ Se generan cambios en la circulación de fluidos en el cerebro.

✓ En la búsqueda de mayores dosis de dopamina aparece el deseo que lleva a querer obtener más placer, lo que crea una hiperactividad en conductas compulsivas repetitivas en redes sociales e internet.

✓ En niños menores de 3 años que tienen acceso a dispositivos digitales, desarrollan una adicción que les inhibe el sano desarrollo. No hablan, no socializan, no hacen contacto visual, podría decirse que desarrollan un autismo de origen digital y también síntomas similares a la bipolaridad. En niños y jóvenes, genera incremento de la grasa corporal, colesterol alto, resistencia a la insulina, pérdida de masa muscular, daños cardiovasculares, crisis de creatividad, ansiedad, frustración crónica y daños neurológicos.

Ya es común en niños y adolescentes aparición de *adermatoglifia* (pérdida de las crestas epidérmicas). Se les borran las huellas dactilares ante la hiperactividad en las pantallas y el *scroll*, el roce de las yemas de los dedos en las pantallas de manera continua.

Si usted como padre, madre o tutor regala a su niño un teléfono inteligente o permite que ellos usen el de usted, no habría diferencia en que le permita también consumir heroína, cocaína, metanfetamina, ketamina o licor... El daño es similar. Si bien el uso del móvil en menores de edad no es ilegal (aún), también es cierto que se debe iniciar la regulación de su uso pues recientemente se conoce la magnitud del daño que ocasiona.

El ser humano fue tomado por sorpresa, sin esperarlo desarrolló un trastorno que le lleva a ser un adicto. Sin avisar y sin concebirlo, el uso desmedido de las pantallas, dispositivos digitales y las redes sociales crearon un problema de salud pública aún no reconocido, así como un trastorno de adicción que tampoco es tomado en cuenta en el *Manual diagnóstico y estadístico de los trastornos mentales* (DSM5), la "biblia" de la psiquiatría que determina los trastornos. De manera incipiente comienzan a aparecer los *Centros de Rehabilitación Digital para Humanos*, en Europa inician operaciones los primeros, siendo en Ginebra la sede de uno de los principales. Así mismo, se observa como desde el punto de vista legislativo algunas naciones ya crean leyes regulatorias del uso de pantallas. China ya considera la adicción a internet como un problema de salud pública.

Las personas pasan parte del día en una realidad inexistente, de modo nada lógico, totalmente pasivos y dañando la salud física y mental. **Lo ideal es que en niños hasta los 3 años de edad se prohíba rotundamente el uso de móviles, redes, aplicaciones y videojuegos, y que en los adolescentes hasta 12 años sea estrictamente regulado, y de usarse sea bajo supervisión de adultos.**

La pantalla: Una prisión de cristal

Algunos días atrás *Peter Neils* de 2 años fue invitado a la fiesta de cumpleaños de uno de sus vecinos. La mamá de Peter es asperger, por lo que ella le dedica metódicamente un plan de desarrollo cognitivo y de habilidades. Es normal para usted y para mi imaginarnos esa fiesta con muchos niños, inconmensurablemente ruidosa, música infantil, dulces, bebidas, juguetes, posiblemente algunos castillos inflables y la infaltable piñata con el pastel de cumpleaños, todo parte del juego activo, la sana exploración y el pensamiento creativo. Sin embargo, Peter que iba preparado para correr, jugar y distraerse conoció una realidad que no comprendió a su edad, su madre también se sorprendió de conocer el escenario del que se habla muy poco o nada. Los niños de la fiesta estaban cada uno por su lado conectados al celular, jugando, no hablaban entre ellos, no socializaban, no corrían en el patio... Había un enorme silencio, el cumpleañero en la mesa con un celular en sus manos también jugaba, solo, sin contacto con nadie más. De repente, poco a poco como si se estuviera quedando dormido se iba de lado hasta caerse de la silla, pero no estaba durmiendo, estaba ensimismado en la pantalla y sus habilidades motoras estaban en desuso. Los adultos les reclamaban para que jugaran, pero al quitarles el dispositivo digital lloraban inconsolablemente, al regresarlos "mágicamente" continuaban en tranquilidad.

Algunos de los que me leen puede parecerle un cuento de ficción, pero lamentablemente es la realidad, misma que se replica en reuniones de adolescentes donde los resultados son los mismos. Ellos viven en una prisión de cristal seducidos en un mundo inexistente, en una adicción que poco a poco se transforma en más aguda, les quita el sueño, el apetito, les genera cuando no están conectados ansiedad, miedo, agitación, irritabilidad, angustia, desorientación, estrés, depresión, pérdida del sentido de la vida si no es por medio de la conexión al dispositivo digital. Se inutiliza o no se desarrolla la capacidad de gestionar la vida, se crea el inmediatismo que es cuando se piensa o actúa sin reflexionar, prácticamente se sustituye la capacidad de analizar, crear, construir y se sustituye por lo más irreflexivo y próximo.

La mentira catalizadora para dominio cognitivo

No es nuevo el uso de la manipulación bajo sus diversos niveles y de la mano de la evolución, para posicionar intereses de unos en otros. Si el debate y la lógica era un punto común para convencer a los demás sin forzarlos, se diseñaron nuevos modos y maneras para dominar. Se pasó del consenso entre las partes al auto convencimiento del otro, de este se llevó a la persuasión de individuos y luego a posicionar intereses vía seducción del objetivo, allí se obvian los análisis y se evade el raciocinio del contrario esquivando sus defensas basadas en la lógica. Luego de la seducción se pasó a la manipulación por medio del avance del conocimiento psicológico en masas, y de esta última se progresó en técnicas de influencia y control de otros humanos. Podemos definir este proceso como una escala de agresión a la autonomía, a pesar que se concibe que nada malo sucede, como resultado hay una parte agresora y otra agredida en consecuencia por un lado aumento de dominio y por el otro la pérdida de libertad.

Me referiré a algunos ejemplos que te den un mapa mental al respecto de la pérdida de autonomía. Iniciaré por la influencia económica y como el rumor de persona a persona ocasiona cambios drásticos en la realidad.

Desde tiempos feudales el mercado del dinero puso y quitó reyes, a través de los señores feudales. Hay una gran similitud entre esta situación medieval y la actualidad, donde el señor feudal pasa a ser el empresario que controla por medio de redes de poder y dinero incluso a Estados y sus presidentes.

Antiguamente los reyes acudían a banqueros en búsqueda de recursos para financiar sus guerras, ya para entonces los ejércitos representaban un negocio para el banquero, "el banquero exigía cierta cuota de poder real inmediato a cambio del préstamo, método por el cual accedía a títulos nobiliarios… En poco tiempo, todos los tronos europeos contemplaron así una nueva e influyente categoría de cortesanos y consejeros". Paul H. Koc, Illuminati (2004).

Como modelo histórico tomaremos la batalla de Waterloo y la lucha del ejército francés al mando de Napoleón Bonaparte contra los aliados ingleses comandado por el Duque de Wellinton, y para garantizar que la guerra se realizara la familia Rothschild en su condición de prestamistas financiando ambas partes en conflicto, y aprovechando lo que hoy llamaríamos *información privilegiada* los Rothschild se aseguraron de obtener también plusvalía de la guerra en la Bolsa de Valores Inglesa. Los hermanos Nathan y James Rothschild desde Londres y París respectivamente, se garantizaron una jugosa remuneración sin importar quien perdiera la batalla, sumando entre las regalías a obtener (aparte de la monetaria) algún título nobiliario, ello sin duda cambiaría el estatus de "simples prestamistas".

Los aliados de los ingleses, a saber: prusianos, austriacos y rusos organizaron enseguida un importante ejército para aplastar definitivamente a Bonaparte y se enfrentaron con los franceses en la planicie belga de Waterloo a mediados de junio de 1815. Uno de los Rothschild fue testigo privilegiado de la batalla, cuando él estuvo seguro de que los aliados comandados por el británico duque de Wellington vencían a Napoleon en el campo de batalla, *salió del lugar al galope, llegó a la costa francesa reventando a sucesivas monturas donde pagó un dineral para cruzar con urgencia el canal de la Mancha y, una vez del otro lado, volvió a galopar hasta llegar a Londres.* Estando allí irrumpió en el *English Stock Market,* con aire agitado y asegurándose de que los presentes le vieran y escucharan, empezó a vender acciones de empresas a cualquier precio hasta que se deshizo de todas ellas. (Ob. cit. pp. 61-62)

Los inversionistas que estaban en aquella Bolsa de Valores pensaron que si Rothschild estaba vendiendo la totalidad de sus acciones, era porque los aliados habían perdido la guerra y en consecuencia Inglaterra sería invadida. Todos los que observaron aquello sucumbieron inmediatamente sintiendo rabia, miedo, ansiedad y mucha angustia por tal situación e imitaron a Rothschild deshaciéndose de sus títulos valores a precio de remate. Por supuesto, ante la caída de aquel mercado únicamente les preocupaba vender sus títulos valores a un muy reducido grupo de corredores que compraban. En medio de la desesperación nadie se interesó en analizar ¿Por qué alguien querría comprar? Si lo más seguro era que dichos títulos perderían valor, pues seguramente Inglaterra sería invadida militarmente por Napoleon.

Al poco tiempo todos se enteraron que la guerra la habían ganado los ingleses y sus aliados. Napoleón pudo haber sido el gran derrotado en aquella batalla, pero se hundieron con él los empresarios ingleses que en vez de estar celebrando la victoria, fueron estafados por medio de una simple y maliciosa mentira usada como estratégia. Al falsear la verdad les hicieron pensar que habían perdido cuando la realidad era todo lo contrario, pero nada podían hacer pues al creer la mentira cambió la percepción, se alteró en sus mentes la realidad. El solo hecho de hacer sentir rabia, miedo y ansiedad generaría alteraciones emocionales derivando en un consolidado y colectivo ambiente de seres humanos angustiados y llenos de incertidumbre.

La Bolsa de Valores de Londres comenzó a tranquilizarse. Para entonces, los inversionistas descubrieron que manipulados por el miedo y por la falsa apreciación de ser invadidos por el ejército napoleónico, habían «regalado» sus acciones y con ello perdido sus inversiones y empresas. También descubrieron que quien compraba acciones ansiosamente y de modo anónimo... era Rothschild por intermedio de sus operadores; esto en tiempos actuales en el mercado bursátil sería un *take over* donde un operador de valores toma el control de una empresa en mercado secundario, sin acogerse a reglamentos o normas de oferta pública de las mismas. ¿Cómo influye en el hilo histórico este evento? Aparte del entramado financiero global y la administración de deuda para las naciones, los Rothschild tuvieron un papel significante en la creación de los asentamientos judíos. El Barón Edmond de Rothschild (1845–1934), hijo de Jakob James Mayer de Rothschild, fue conocido como el "Padre Fundador del Yishuv", o de los asentamientos Judíos. Información que valida esta aseveración aparece a modo de homenaje en el *Knesset*, el site oficial del Parlamento del Estado de Israel.

En 1924, James Armand de Rothschild, hijo de Edmond de Rothschild, fue nombrado por su padre como presidente de la "Asociación Palestina de Colonización Judía" permaneciendo en este cargo durante toda su vida. En 1924 también fue elegido como miembro del Parlamento británico, hasta 1945. La *Knesset* o parlamento de diputados de Israel tiene su sede en un edificio donado por la familia Rothschild.

Poco antes de su muerte (1957), James Armand de Rothschild le escribió al Primer Ministro David Ben-Gurion, le informó sobre su decisión de donar 6 millones de liras israelíes para la construcción de un edificio a ser usado como sede permanente para el parlamento de Israel. Igualmente, todas las tierras en poder de la *Asociación Palestina de Colonización Judía* le fue transferida al Fondo Nacional Judío.

El grupo Rothschild fue comandado por el Barón Benjamin de Rothschild hasta 2021, cuando falleció luego de un ataque cardíaco.

Quebrantando la racionalidad alimento el instinto

La búsqueda eficiente del control colectivo para posicionar intereses de unos en otros pasa por diversas etapas o momentos a lo largo del tiempo, cada vez nutriéndose de ciencia, tecnología y desarrollos para vulnerar con mayor rapidez y menor costo la mente humana.

La Mercadotecnia permite posicionamiento de ideas o productos por vía de *análisis de mercado* y con dicha información se implementa estrategia en los medios de comunicación para "acercar" dichas ideas o productos a los consumidores, quienes de modo racional lo adquieren. En dichos análisis se toma en cuenta el producto, el precio, promociones, penetración de mercados, etc. En **neuromarketing** el posicionamiento toma en cuenta los *procesos mentales de los consumidores*; la psicología y neurociencia se hace parte de la estrategia de mercadotecnia para consolidar estrategias de **neuroventas**, en otras palabras no se le vende al individuo como tal, se le vende al cerebro de este.

Si Nathan Rothschild en 1815 (previo a la batalla de Waterloo), en vez de mentir y desatar pánico hubiese propuesto a los ingleses que le traspasaron todas sus empresas a precio casi regalado, nadie lo hubiese hecho, pues habría sido una estrategia de mercadotecnia donde la **Compra** es de modo **racional**, permite analizar lo que conviene o no, lo que deseo y lo que necesito, no es una compra impulsiva y menos aún bajo una guía emocional. Sin embargo, ellos sintieron la necesidad instintiva de prácticamente "regalar" sus Inversiones y bienes, al ser *guiados por sus emociones o por un instinto de supervivencia*, allí se dio un proceso de **Compra Cognitiva** donde se vulneró las defensas racionales de todas las personas.

En la presente época mayormente el individuo no compra racionalmente ni emocionalmente, ni siquiera tiene la oportunidad electiva de adquirir pues sin que él lo sepa, su mente es controlada y se da un **posicionamiento cognitivo** por medio de estrategias y herramientas con el acompañamiento de la neurociencia, la cibernética, la psicología cibernética, la semiótica, la cromolingüística y la Inteligencia Artificial (IA).

Vulnerando la autonomía mental

La Neurociencia como arma para el dominio humano es usada en la implementación de la guerra no convencional para control de la cognición, sumando conocimiento e implementación de herramientas tecnológicas, teorías y ciencias auxiliares. Se logra el cambio de percepción, la manipulación masiva de emociones, la neutralización del cerebro racional (córtex cerebral) y emocional (límbico), y activación de estímulos al cerebro reptil. Logra una neutralización selectiva de humanos, condicionamiento social masivo, injerencia geopolítica con un eficiente y considerable control social. Un Conflicto no convencional se diseña en laboratorio, para ser implementado por lo general durante años, su finalidad es sustraer a cada ser humano del campo geográfico objetivo, cambiarle la percepción y conectarle al nuevo sistema de vida creado. Así transcurren las horas, días y años de las personas, mientras tanto los diseñadores les suman distracciones de orden social, económica, política e ideológica, con todo ello aparte de distraerles le agregan adicción al nuevo modelo social. Las masas sociales empiezan una dinámica nueva, se les lleva a actuar en situaciones que por lo general le activan diversidad de emociones, se generan reacciones subjetivas al ambiente, se activan respuestas fisiológicas y endocrinas. Se impulsan las experiencias y a la vez se confrontan éstas con nuevos paradigmas, lo que lleva a ser sustituidas por un nuevo modo de ver la "realidad", se da cambio de percepción por posicionamiento de otra realidad en la mente.

Actualmente la realidad es fabricada e inoculada por medio del uso de la neurociencia como herramienta de control cognitivo.

La capacidad de razonamiento lógico fue priorizada en la educación formal a su vez articulada a las Tecnologías de la información y comunicación (TIC), en tal sentido ello facilitó la comunicación remota vulnerando la percepción de la realidad con la capacidad de diseñar vidas humanas controladas. La viabilidad se dio gracias a la evolución en las áreas: tecnológicas, la cibernética, informática, la biológica, matemática, mecatrónica y sobre todo la neurocientífica. Una verdadera sublevación del conocimiento, pero en las manos equivocadas, pues dichos descubrimientos se han usado para que una minoría controle a gran parte de la humanidad, por medio de laboratorios militares, civiles o mixtos.

No es reciente el conocimiento de que dominando cerebros se controlan humanos, evolucionando desde la manipulación pasando por condicionamiento y la herramienta más reciente y eficiente: el **control del cerebro por vía PSICONEUROINMUNOENDOCRINA** que permite la Guerra de 5ta. Generación (G5G), se interviene en el funcionamiento del metabolismo humano y directamente en el córtex cerebral (pensamiento racional), cerebro límbico (las emociones) y reptil (instinto de sobrevivencia humana).

Cuando le bloqueamos el pensamiento racional al humano, lo gobernamos para que empiece a guiarse mayormente por sus emociones. Es necesario desconectarlo de su parte lógica y llevarlo a un escenario emocional que le retroalimentamos con más estímulos, le construimos un mundo falso que para él o ellos pasa a ser real. La cibernética es el mejor aliado en esa tarea y las pantallas su herramienta más eficiente. Está claro que lo que observamos para cada mente es su realidad, pero también puede provenir de una adaptación de la misma que llega a través del vínculo que tengas con el mundo, a saber: celular, tablet, laptop, tv, radio, revistas, prensa, etc. Todo ello permite acceso a información de segunda mano, no observable incluso sin participar en ella directamente. La realidad diseñada en el laboratorio termina siendo un producto, por medio de una adecuada estrategia de comunicación cibernética se democratiza en las masas con la finalidad de generar una red de cerebros bajo una misma percepción, lo que nos permite homogenizar en sus mentes una nueva realidad que de paso puede ser existente o inexistente, pero para los humano que son parte de dicho tejido, le resulta en una verdad incuestionable. De este modo la realidad a conveniencia se puede anular, construir o magnificar.

En las relaciones geopolíticas el dominio de la comunicación es vital para tener supremacía sobre otras naciones, mayormente es por vía de posicionar nuevas "realidades" en la mente del colectivo. Ha sucedido a lo largo de la historia la manipulación de la información para justificar intereses. Realicé entre los años 2000 a 2008 un estudio sobre la influencia de la propaganda en la mente humana, sobre todo por mi desacuerdo con el documento "El rostro cambiante de la guerra" realizado por William S. Lind con oficiales del cuerpo de Infantes de Marina de los Estados Unidos, que para 1988 comenzó a hablar de ese tema y se posicionó desde la doctrina militar como Guerra de cuarta generación, se trasladó el escenario de la guerra del plano terrestre al espacio psicológico. Pero yo siempre consideré que dicha estrategia no iniciaba en ese año, de hecho, bastante influencia ejerció Joseph Goebbels (1897-1945) en la manipulación de las masas para que los nazis dominaran. De su éxito para manipular por medio del discurso y de la propaganda es que se habla de "Estrategia Gebeliana".

Durante la "Operación Barba Roja" la estrategia de Adolfo Hitler para invadir en 1941 a la URSS, preámbulo a la caída del nazismo, los productos de experimentos mentales entraron en combate. Casi seis meses después de iniciada la operación los nazis no habían podido llevar a cabo su meta, tomar Moscú. Entre diciembre de 1941 y enero de 1942, se generó en la zona un rudo frío invernal que llegó a -50 grados, los soldados nazis eran obligados a permanecer allí por los generales de Hitler, pues éste creía ciega y eufóricamente que podía ganar. Entrado enero, las tropas se acostaban en la nieve, deseaban morir pues   estar vivos les resultaba insoportable ante la cruda realidad invernal, sumado a la falta de alimentos. En 1938, los alemanes habían creado el Pervitin una metilanfetamina, psicoestimulante que provocaba subida de adrenalina, reducía el cansancio, el dolor, el hambre y eliminaba la necesidad de dormir. Convertía a los soldados alemanes en máquinas eufóricas, muchos tomaron Pervitin y pudieron salvar sus vidas.

Adolfo Hitler por su parte, estaba cegado a la realidad de que ya le sería imposible ganar esa batalla, eso se debía a que él tomaba Eukodal, un opiáceo que le mantenía en euforia, otorgándole seguridad de sí mismo. Éste fármaco es un analgésico opioide cercano a la heroína, creado por los alemanes, que se mantiene en la actualidad y se comercializa como Oxicodona.

Todo está en la mente, por eso resulta vital para ser feliz y exitoso conocer cómo funciona, y sobre todo, el papel de las emociones en el desarrollo de la vida cotidiana. El cerebro humano está conformado por una sociedad de 100 mil millones de neuronas, se interconectan entre sí con estímulos eléctricos y es lo que permite llevar el mensaje de un sitio al otro, en el sistema nervioso.

El registro de la actividad eléctrica de las neuronas, es comprobable en estudios neurocientíficos, con las mediciones realizadas con microelectrodos desde el interior de las neuronas. El Dr. Rodolfo Llinás, en su obra *El cerebro y el mito del yo.* (2002), también director del Departamento de Neurociencia en la escuela de medicina de la Universidad de Nueva York, al respecto nos dice:

> *Una neurona es entre otras cosas una pila eléctrica y, tal, genera un voltaje conocido como "el potencial de membrana"... A nivel microscópico, esta propiedad es la actividad eléctrica neuronal, producto de su excitabilidad intrínseca, de su conectividad sináptica y de la arquitectura de las redes que entretejen....Por ejemplo las neuronas de la retina se interconectan formando una delgada capa de tejido transparente extendida sobre un trasfondo negro sobre la superficie interna del fondo del ojo. La organización es tal que los lentes del tejido trasparente de la parte interior del ojo (cornea y cristalino) proyectan una imagen luminosa sobre la superficie retiniana la cual responde a tal imagen. La organización de la red de neuronas de la retina debe garantizar que las señales eléctricas transmitan fielmente las imágenes luminosas al cerebro usando señales eléctricas. En el cerebro la variedad en las propiedades eléctricas de las neuronas y su conectividad permiten que las redes cerebrales interioricen las imágenes del mundo externo y las transformen en comportamiento motor.*

A pesar de la magnitud de descubrimientos en el campo de la neurociencia, aún es incipiente el conocimiento de nuestro cerebro. Sin embargo, estas nuevas tecnologías permiten generar avances, insospechados en el pasado y validar tesis o negar hipótesis. Es así como el marketing queda relegado a una disciplina de ventas sobre métodos teóricos, lo que dista mucho de las neuroventas, que con el uso de la neurociencia conoce la mente de las personas objetivos, posicionando en ellas discursos, estimulando que las mismas compren desde lo emocional, hasta lo inconsciente.

Grandes empresas usan el conocimiento neurocientífico para posicionar sus productos en la mente de las personas, para hacerles sus consumidores, entre ellas sector alimentos, bebidas como la Coca-Cola y tecnológicas sumado a productos digitales.

En el campo terapéutico, la neurociencia abre los horizontes para comprender mejor al humano, tratar eficazmente una gran diversidad de padecimientos conductuales. Ese mismo conocimiento puede ser usado en ambas direcciones, tanto para comprender y tratar tormentos mentales como para también ocasionarlos.

La Coca-Cola aprovecha los efectos que genera azúcar y cafeína en el cerebro humano, así posiciona en los consumidores su bebida gaseosa a través de **venta adictiva.** Este tipo de venta se basa en el efecto estimulante para liberación de dopamina por el consumo del producto. Estudios dan cuenta de un alto grado de adicción que genera el consumo de azúcar, incluso superior al ocasionado por la cocaína, podría decirse que para un adicto le resultaría más fácil renunciar al consumo de cocaína que dejar de tomar la bebida gaseosa. A lo anterior se puede sumar la grasa por la **adicción neuroquímica** que ocasiona en el humano, más si se mezcla con azúcar y sal lo cual es imprescindible en la receta de los productos ultraprocesados de formulación industrial.

Ya de por sí es peligroso que dichas mercancías generen estímulos en tu cerebro, en consecuencia, te seducen para su uso o consumo permanente, pero si sumas efectos directamente vinculados puedes estar seguro que existe también un modo de control social y humano muy eficiente, por ejemplo: el incremento en estadísticas de diabetes tipo 2, obesidad, enfermedades cardiovasculares, cáncer, hígado graso, ansiedad, trastornos del sueño y depresión, entre muchos más.

Se estima en México un consumo promedio de 230 litros de Coca-Cola per cápita/año, estadísticamente cada persona consume 650 botellas de 355 Ml. Son récord mundial en tomar ésta bebida. Estamos hablando de comer 6.500 raciones de azúcar, 160 gramos diluida en cada bebida. Cada persona ingiere 104 kg de azúcar al año. Debe pagar por ello.

Para finales de 2013 el país azteca ocupaba el 1er. lugar en el mundo en casos de obesidad, el 50% de su población lo que representó para ese momento 60 millones de personas, de esa cifra mayormente las mujeres estaban en dicha condición. Aumentar indicadores de obesidad, fue la "herramienta" del Escenario Objeto.

Para el año 2000, la diabetes ya figuraba en dicho país como primera causa de muerte en mujeres y segunda causa en hombres. Para el año 2014 el país pasó a ocupar el 9no lugar en el planeta con casos de *diabetes miellitus*, y para el 2017 la nación se consolida como 1er lugar a nivel mundial en prevalencia de casos, con aproximadamente 20 millones de personas. No obstante, la cifra pudiera ser el doble, ya que muchos no conocen que tienen diabetes.

Mientras en Méjico 5 pacientes con diabetes fallecen cada dos horas, en contraste se diagnostican 38 nuevos casos, cada hora. Investigaciones dan referencia, de que la empresa de bebidas gaseosas ha consumido los últimos dos años, un aproximado de 108 millones de litros de agua por día.

En el Artículo 115, Numeral III, letra A, la Constitución Nacional de México, se garantiza por medio de los Municipios la función de agua potable, pero a pesar de ello mayormente deben comprarla a la Coca Cola Company embotellada. Al punto que, en Chiapas, que posee la mayor cantidad de recursos hídricos del país, gran parte de sus habitantes carecen de ella, y por el contrario deben comprar el agua embotellada a la transnacional.

La mayoría de las personas en algunas áreas de Méjico beben en vez de agua la gaseosa de la Coca Cola Company, ya que, con fuertes estímulos de venta y facilidades de pago, a las personas les representa una "mejor opción".

LAS PANTALLAS CREAN DROGODEPENDENCIA EMOCIONAL EL ABURRIMIENTO PERMITE DESARROLLO PERSONAL

Resulta muy común para padres o tutores otorgar celulares o pantallas a los hijos para mantenerlos ocupados, pero el uso de pantallas y redes sociales en niños y jóvenes trae consecuencias negativas fuertes, tales como el incremento de grasa corporal, colesterol alto, resistencia a la insulina, pérdida de masa muscular, daños cardiovasculares, crisis de creatividad, ansiedad, frustración crónica y daños neurológicos como los ocasionados en la Corteza Prefrontal, entre muchos más. **Los niños menores de 3 años NO deben usar pantalla bajo ninguna circunstancia.** El Dr. Marcelo Gálvez en su *Paper Displasias corticales como causa de epilepsia y sus representaciones en las imágenes*, publicado en SciELO (2009), expresa que *"La etapa de organización cortical, que depende en parte del proceso de migración, ocurre entre las 22ª semana de gestación hasta los 2 años de vida".* Las pantallas dañan el sano desarrollo cortical (engrosamiento y formación de conexiones) y las formaciones citoarquitectóncas (organización celular en los tejidos). Las personas que tienen más de 12 años de edad y menos de 25, no deberían pasar más de dos horas diarias usando pantallas en hiperactividad. La Corteza Prefrontal es la zona donde se dan las funciones cognitivas más complejas, esta área está en desarrollo hasta aproximadamente los 25 años, durante ese tiempo crece y se dan formaciones citoarquitectónicas.

En el documento de investigación científica de 2003 titulado "Maduración Cerebral y Desarrollo Cognoscitivo" de Mónica Rosselli, presentado en el Seminario "Neurociencias: Funciones Superiores" del Doctorado en Ciencias Sociales, Niñez y Juventud, se profundiza en la correlación de cambios cognoscitivos y comportamiento, nos refiere datos interesantes, tales como:

Entre los 12 y los 24 meses se producen las primeras palabras, que generalmente se refieren a nombres de objetos. La estructura de frase se comienza a observar entre los 18 y los 36 meses. A partir de este momento el lenguaje del niño se desarrolla rápidamente y en poco tiempo se convierte en la herramienta de comunicación más eficiente. Es importante anotar que la representación emocional de los sonidos que aparecen tempranamente en el niño se asocia con la maduración del hemisferio derecho, que parece tener una maduración más temprana que el hemisferio izquierdo. (Joseph, 1985)

El cambio cortical más prominente entre el segundo año de vida, época de iniciación del lenguaje, y los 12 años, edad a la que se logra la adquisición completa del repertorio lingüístico (fonología, léxico, gramática), es el número creciente de interconexiones neuronales. Durante este período se reduce el número de sinapsis y se incrementa la complejidad de las arborizaciones dendríticas (Kolb & Fantie, 1997). El desarrollo cortical (engrosamiento y formación de conexiones) no parece seguir un ritmo uniforme sino que se presenta por "ráfagas". Estos períodos de enriquecimiento sináptico se han observado entre los 3 y 4, 6 y 8, 10 y 12, y los 14 y 16 años (Epstein, 1986).

Podemos inferir que se terminan de desarrollar las conexiones neurológica hasta aproximadamente los 25 años, antes de eso no hay un desarrollo completo, se actúa **adoleciendo** de facultades por ellos niños y jóvenes actúan sin **auto regulación**, dicen lo que piensan y actúan como quieren sin medir las consecuencias.

El exceso en el uso de pantallas y redes sociales genera una hiperactividad que mantiene a la persona sumergida en una adicción virtual, al cerebro le fascinan las pantallas. En los menores de 25 años ocasiona que la Corteza Prefrontal no se desarrolle sanamente, porque mientras el cerebro disfruta conectado a las redes impide que llegue suficiente sangre a la corteza prefrontal, podría decirse que el disfrute ocasionado por la hiperactividad bloquea la irrigación sanguínea a dicha área condenando al individuo a un mal desarrollo neurológico.

Las redes sociales para el humano son como un barril personal dispensador de dopamina para sentir placer, por tanto, crea **drogodependencia emocional en el usuario. Cuando la persona se siente mal, decaída, aburrida, melancólica** se refugia en la pantalla y sus redes sociales, inmediatamente recibe **estímulos** que liberan dopamina lo que le lleva a sentir bienestar, pero por efecto de drogodependencia, no por estímulos de realizar tareas positivas que le permitan avanzar en las metas para su desarrollo personal.

Las redes sociales crean una ilusión de felicidad mientras las usas, sintiendo cuando te desconectas de la hiperactividad virtual síntomas de aburrimiento, frustración, vacío, melancolía, temor, ansiedad y aislamiento social, lo que lleva al círculo vicioso de usarlas para buscar "bienestar".

La Red neuronal por modo de defecto

¿Cómo el aburrimiento te puede llevar a ser creativo, tolerante y a sentir un bienestar real? Ante el aburrimiento podemos hacer actividades perceptivas o motoras, pero cuando no es así y preferimos vagabundear en redes sociales se activa la red neuronal por modo de defecto, es una red **de zonas del cerebro** que se centra en divagar, pensar en el pasado o en el futuro, etc. Ante ausencia de tareas cognitivas el individuo pasa a **Default Mode Network** o **Red en Modo Predeterminado (RMP)** o **Modo Operativo por Defecto,** en dicho estado los pensamientos no se enfocan en una actividad externa, más bien se consumen en una actividad introspectiva. Estando en Modo Operativo por Defecto y conectados con pantallas, se siente placer, sin hacer ninguna actividad positiva o constructiva, se da por estímulos virtuales que de paso derivan en adicción. Se puede estar en Modo Operativo por Defecto, pero **de manera consciente,** lo cual nos lleva a gestionar soluciones.

El Dr. Marcus Raichle catedrático de medicina de la Universidad de Washington, en una serie de experimentos (1989) con Tomografía de Emisión de Positrones (TEP), notó como muchos circuitos cerebrales **se activaban mientras se estaba en reposo** y los mismos **se desconectaban cuando se comenzaba a realizar alguna labor.** Una teoría que parecía improbable incluso inicialmente fue rechazada, pero terminó siendo cierta. Las TEP confirmaron que la Red en Modo Predeterminado se desactiva cuando realizamos alguna tarea que requiera atención, conocimiento, memoria, razonamiento, pensamiento (tareas cognitivas), allí se produce un efecto de profundizar en asociar ideas, nos ponemos en modo creativo, se descubre y se avanza en soluciones y lo más importante, en gestión de la vida propia.

En sus apreciaciones sobre el Modo Operativo por Defecto, el Dr. Marcus Raichle expone:

"reparamos de forma accidental en un fenómeno sorprendente: cuando los sujetos desplegaban alguna tarea, ciertas regiones del cerebro experimentaban una disminución de su nivel de actividad en comparación con el estado basal de reposo. Tales áreas —concretamente, una parte de la corteza parietal medial (región próxima al centro del cerebro que interviene en el recuerdo de los acontecimientos personales, entre otros)—, experimentaban esa caída cuando otras áreas se veían implicadas en la ejecución de una tarea determinada, como leer en voz alta. En nuestro desconcierto, denominamos "área parietal medial misteriosa" (APMM) a la zona que demostraba la mayor depresión.

Cuando se está en Red en Modo Predeterminado de **manera inconsciente**, el individuo se encuentra distante de lo que sucede a su alrededor. La mente habita en un mundo inexistente, las redes virtuales que le proporciona placer le resultan la vía fácil para sentirse bien, estar conectado le suministra la dosis de dopamina que la adicción le exige, la persona abandona la gestión de su vida, se transforma sin saberlo en un ser pasivo.

Al desactivarse el individuo del modo de recompensa variable que se produce al estar enganchado a la dopamina, inmediatamente comienza a sentir frustración, soledad, malestar, angustias y sobre todo mucho aburrimiento, el sujeto siente que el mundo pierde sentido. El uso constante de Facebook, Tik tok, scroll, Snapchat, juegos virtuales, pornografía y otros sitios que la pantalla te da acceso, así como el consumo de comidas adictivas y drogas, lleva a la persona a huir del mundo real pues este le demanda hacer actividades que impliquen tareas cognitivas, mientras que la pantalla le da placer a pesar que actúa como una persona pasiva, sin metas ni avances objetivos para su desarrollo. Para romper con la adicción a las redes o a estar conectado a dosis de dopamina, resulta vital realizar actividades activas.

Hacer una pausa debe ser una elección lógica, el ABURRIMIENTO **RACIONAL** es necesario para alejarse de las pantallas y divagar **conscientemente**, esa ruta te llevará a retomar el control de tu vida y transitar en una existencia real y activa.

El optimismo es una herramienta fundamental en el proceso de salir de una Red en Modo Predeterminado para lograr conectar con la realidad. El optimismo conlleva una influencia positiva, creando una buena actitud, permite la neuroplasticidad en nuestro cerebro, nos da acceso a visualizar situaciones y cosas buenas de la vida y que son claves para aumentar la lucidez en nuestra mente. El optimismo es la actitud positiva que te enseña cómo responder muy bien a las situaciones extraordinarias y retos en tu existencia.

Según el Psichology Today en su artículo sobre la Red de Modo Predeterminado: "Hay más actividad en el DMN en los cerebros de gente solitaria. Estas personas pasan mucho tiempo pensando en lo que sucedió en el pasado y lo que sucederá en el futuro, todo con sentimientos de preocupación, ansiedad y temor".

Ante circunstancias de pérdidas de la tranquilidad en la persona se crea una especie de *"efecto mariposa* con *paradoja del tiempo"* que traslada constantemente al individuo de pensamientos en pasado a pensamientos en presente o directamente pensamiento sobre el futuro. El mismo, permanece mentalmente en el pasado cuando insiste en los "si hubiera hecho esto o aquello", lo que genera emociones aflictivas y fortalece los miedos. Se presentan pensamientos de ¨qué hacer ahora¨ lo que traslada al individuo mentalmente al futuro generando ansiedad. Al colisionar *pasado* con *futuro* "cae" a su presente con percepción de problemas y estrés, consecuencia de un bombardeo emocional que se da en la mente. Con el pensamiento recurrente el individuo genera estímulos, lentamente se distancia el *cerebro lógico* y los mismos llevan a ¨vivir¨ en el *cerebro límbico*, el emocional. Con el riesgo de interactuar con el *cerebro reptil*, la parte instintiva y primitiva. Cuando desaparece la serenidad las emociones a la deriva gobiernan y fácilmente anulan la lógica, lo que condiciona a sólo sentir sin atreverse a tomar decisiones. Al recuperar la serenidad, no van a desaparecer los problemas ni emociones indeseadas, pero si es posible que el individuo vea todo con mucha racionalidad. Eso facilita tomar decisiones oportunas y necesarias, permitiendo construir soluciones pretendidas con éxito y a corto plazo.

La evolución en el control mental se visualiza a lo largo de la historia. En la época de los años sesenta, en la guerra fría, el combate no convencional de entonces llevó a los EE.UU. y Rusia, a competir en el escenario científico, tecnológico, industrial y militar. Trataban cada uno de superar al oponente en las áreas del vuelo espacial, viaje a la luna, etc. Lo que llevó a cambiar paradigmas y modelos, entre ellos el diseño curricular educativo de los EE.UU., el nuevo sistema de estudio requería de los niños estar más tiempo y en tranquilidad en sus pupitres, por lo que se les etiquetó de *déficit de atención* a las nuevas materias, también de ser niños que actuaban sin analizar, no se concentraban fácilmente y eran intranquilos, la descripción de un niño sano que fue tildado de 'problemático y malo'. Ellos, los niños, no habían pedido entrar en una competencia académica por una carrera espacial. Sin embargo, eso ya era una decisión. Un problema que el DSM-II podía corregir, incluyendo un nuevo padecimiento llamado ¨*Reacción Hipercinética de la Infancia*¨ (1969), inclusión propuesta por el famoso Dr. *Leon Eisenberg* (1922-2009), psiquiatra infantil. Padecimiento que luego pasó a llamarse ¨*Trastorno de Déficit de*

Atención con Hiperactividad" (TDAH o ADHD), la ciencia médica a su vez indicó la cura a tal padecimiento, recetar para el trastorno el *Metilfenidato*. Un estimulante sintetizado en 1944 por el químico *Leandro Panizzon*, para adultos que necesitaran evitar el sueño, tales como soldados y pilotos. El medicamento fue probado por su esposa a quien él llamaba Rita, obteniendo buenos resultados por lo que decidió en honor de ella, llamar al medicamento *Ritalin*.

El *Trastorno de Déficit de Atención con Hiperactividad* "descubierto" por el Dr. *Leon Eisenberg*, es un padecimiento de origen desconocido que empezó a ser tratado con Ritalin. A los 87 años, algunos meses antes de morir en entrevista para *Der Spiegel*, un diario alemán, el Dr. Eisenberg declaraba:

El Trastorno de Déficit de Atención con Hiperactividad es un ejemplo de enfermedad inventada... La predisposición genética para el TDAH está completamente sobrevalorada. La psiquiatría infantil debe determinar más detalladamente las razones psicosociales que pueden conducir a problemas de conducta, [pero] es más rápido prescribir una píldora.

Respecto al manual DSM, cada nueva edición presenta cambios y actualizaciones. El más reciente entre otras cosas, de acuerdo al exhaustivo análisis comparativo de Neuro-Psiquiat (2014), indica:

Durante la elaboración del DSM-5 se discutió si incorporar el déficit cognitivo como un criterio diagnóstico para esquizofrenia. No obstante se decidió no hacerlo. La razón fue que [los psiquiatras] no distinguen suficientemente entre esquizofrenia y otros trastornos que se encuentran en sus límites. En el DSM-IV no eran claros los límites entre las variantes psicóticas del trastorno obsesivo compulsivo y del trastorno dismórfico corporal y el trastorno delirante. Por tal motivo se recomendó registrar ambos diagnósticos al mismo tiempo en el caso de que se presentara la duda. Situación evidentemente insatisfactoria.

En el DSM-5 se eliminan los subtipos de esquizofrenia del DSM-IV. La razón es que tenían escasa estabilidad diagnóstica, baja confiabilidad, pobre validez y escasa utilidad clínica. Por otro lado, a excepción de los subtipos paranoide e indiferenciado, rara vez se emplean los otros subtipos en la mayor parte del mundo. Desde la introducción del concepto de esquizofrenia, hace más de un siglo, se señaló su heterogeneidad. Esta fue abordada describiendo distintos subtipos: paranoide, catatónica, hebefrénica (o desorganizada) e indiferenciada. Durante la elaboración del DSM-IV se estableció que esos subtipos tenían poca confiabilidad, baja estabilidad a lo largo del tiempo y escaso valor pronóstico. No obstante, se decidió mantenerlos en consideración a la tradición clínica. Una serie de estudios orientados a identificar subtipos taxonómicos de esquizofrenia han fracasado consistentemente en identificar los subtipos del DSM-IV. Una revisión amplia de diversos análisis concluye en que no existe apoyo para mantener los clásicos subtipos de esquizofrenia. (p. 11, 12)

II
EL CONTROL COGNITIVO DE LAS MASAS
(GUERRA COGNITIVA)

EL "INFORME ORION"

El Informe ORION, es el resultado de un estudio que realicé acompañado por *Profuturo Centro UNESCO de Reingeniería Humana*. Se basó en interactuar con seres humanos para mostrar modos, efectos, consecuencias y soluciones de exponer a las personas a injerencia o conflictos no convencionales que les alterarán la cognición, tales como: neuro guerra, guerra cibernética, guerra psicológica, cambio de percepción, aculturación, desinformación, etc. Se recreó en un ambiente cerrado la realidad externa, como los acontecimientos del acontecer político, geopolítico, cultural, económico, social, ideológico, militar, tecnológico, etc.

La convocatoria se realizó para una Conferencia Sensorial, vinculando al público durante aproximadamente 3 horas por vía visual, auditiva y kinestésica, dominándolos al activar o desactivar sus áreas cerebrales.

Dichas sesiones fueron realizadas en toda Venezuela, en las diversas regiones del país. Dicho estudio se realizó entre los años 2013 a 2015, concentrando la muestra y las actividades en los meses de marzo, abril, mayo y junio del año 2014. Creamos para efectos del estudio laboratorios de realidad controlada, que nos permitiera en tiempo real, por medio de una *Conferencia Sensorial* a ser implementada en ambiente controlado, tomar nota de las reacciones conductuales y con entrevistas posteriores, la percepción registrada o el cambio de la misma. Fabricamos cambios cognitivos en ambiente controlado manipulando la percepción en realidad aumentada y control de temperatura, luz, audio, video etc. Generando variaciones emocionales en tiempo real producto de injerencia externa en los neurotransmisores del público.

La muestra fue constituida con **35.638 sujetos de estudio** en Venezuela, de los 23 estados de dicho país más el Distrito Capital. Se recreó en cada sala un escenario de guerra de 4ta y 5ta generación, estas serían en los espacios psicológico y neurológico como teatro de operaciones, o sea, todo lo que sucedía allí mayormente se llevó a desarrollar en tiempo real en, sus mentes. Se experimentó y demostró *in situ:* cambio de percepción y control de las emociones para variarlas al ritmo de estimular los neurotransmisores en colectivo; **hackeamos en dicha sesión la mente de todos los presentes y los sumergimos en una realidad simulada.** Más de 250 estímulos gráficos visuales cambiaban en segundos, sin dar tiempo a los cerebros de analizar, acompañados de cambios luminotécnicos, efectos ópticos con destellos electroboscópicos, una campana envolvente de audio surround y ondas con más de 2.000 W. Así estaba diseñada la escena virtual de la mano de voz, video y data que derivó en desencadenar una reacción psicológica, neurológica y endocrina que varió las emociones en los individuos y la percepción de la realidad, se llevó a los sujetos de estudio de manera pedagógica a conocer la realidad del mundo en el que se habita.

Nuestro universo usado conforme a lo expresado por Pineda como "población puede estar constituido por personas, animales, registros médicos, los nacimientos, las muestras de laboratorio, los accidentes viales entre otros". (PINEDA et al 1994:108), en el presente estudio la población lo representan 30.042.973 de personas, conforme al censo poblacional del período en estudio (2014-2016).

El muestreo lo basamos en "criterios mediante los cuales se selecciona un conjunto de elementos de una población que representan lo que sucede en toda esa población". (MATA et al, 1997:19), en el estudio está compuesto por 35.638 personas, discriminadas en 13 grupos de estudio en ambientes controlados en Venezuela.

Como Técnica de Recolección de datos se hizo observación directa y entrevistas. **Para cada ejercicio de investigación enmarcado en Conferencia**

Sensorial se prohibió el ingreso a la sala de estudio de personas con algún padecimiento cardíaco o con epilepsia fotosensitiva, los primeros motivados a que serían sobre estimulados con percepción que derivaría en aumento de miedo y estrés, aparte de audios con ondas cuyos registros superan los 4.000 wt., generando ondas que incrementarían la sensación de temor. Motivado a los destellos por luces electroboscópicas usadas, se prohibió la presencia de personas con epilepsia fotosensitiva, por el efecto detonante de convulsiones en personas con dicho padecimiento.

Uno de los resultados más resaltante lo refiere un músico, originario de Cuba y presente en la actividad de Barquisimeto (Edo. Lara), donde se generaban estímulos sobre el sistema límbico de los asistentes (2013). En su misiva posterior al evento, me notificó lo siguiente:

Tengo que contarte una experiencia muy personal vivida luego de haber participado y visto tu conferencia en el pedagógico de Barquisimeto. En verdad que no es apta para cardíacos y epilépticos. Cuando salimos de la misma al medio día y comer algo, íbamos por una calle rumbo a la Ave. 20 cuando comencé a dar tumbos de un lado para el otro, como si hubiera estado bebido de alcohol y sin control de mis pasos. Rápidamente me recosté a una pared alta, todo comenzó a dar vueltas y vueltas muy rápido alrededor de mí: autos, calle y casas. Parecía que estuviese metido dentro de una tormenta, pero sin perder el conocimiento ni me dolía nada del cuerpo, solo aquello alrededor mío. Mi acompañante me dijo que estaba blanco como un maniquí, le dije que no me dejara caer, aguántame.

Miré la calle fijamente para ver si salía de aquella vaina y fue cuando todo comenzó a detenerse lentamente, hasta que se acabó en unos 30 segundos tal vez. Quedé aturdido y un poco mareado y seguimos caminando, tome agua y hoy en la mañana estaba como si hubiera tenido una gran resaca de bebida alcohólica. Pensé que pudiera haber sido algo de presión o de azúcar pero me advirtió mi amigo, que pudiera haber sido algún efecto de la ponencia, llegué hacia poco a Venezuela y los cubanos no estamos acostumbrado a ver tan crudamente la realidad mostrada en la conferencia, por la forma de nuestra sociedad tan sana en todos los sentidos. Soy músico y sentía que la forma de tratar la música [durante la conferencia] junto a toda la explicación y las imágenes creaban un efecto muy extraño en mi persona.

Mira, yo tengo 57 años y no padezco de nada, ni de nervios, ni del azúcar, ni de la presión, ni del corazón y más bien soy flemático. Soy excombatiente de la guerra en Angola, ni en las situaciones más difíciles allí me había sentido tan extraño. Un mareo por diabetes o por presión alta o baja nunca se comportaría como un remolino de cosas dando vueltas alrededor mío, eso jamás lo había experimentado y fue precisamente unas horas después de haber salido de la actividad. ¿Interesante, no? Quise contarte esto por lo que alertan al principio, no sé si estos efectos han invadido a otros que no son ni cardíacos ni epilépticos. Un abrazo, Silverio.

Ciertamente por venir de un ambiente social tranquilo, y de repente estar involucrado en una realidad cruda en dicha experiencia del ambiente controlado y realidad virtual ampliada, su cerebro percibió todo ello como verdad y en tal sentido reaccionó.

En cada sala de Conferencia Sensorial realizamos estímulos que a través de la percepción crearon variaciones biológicas en los humanos presentes, en sus cerebros biomoléculas o sustancias químicas fueron liberadas por las neuronas, una respuesta psiconeuroendocrina a impulsos externos cuando manipulamos desde lo visual, auditivo y kinestésico sus neurotransmisores.

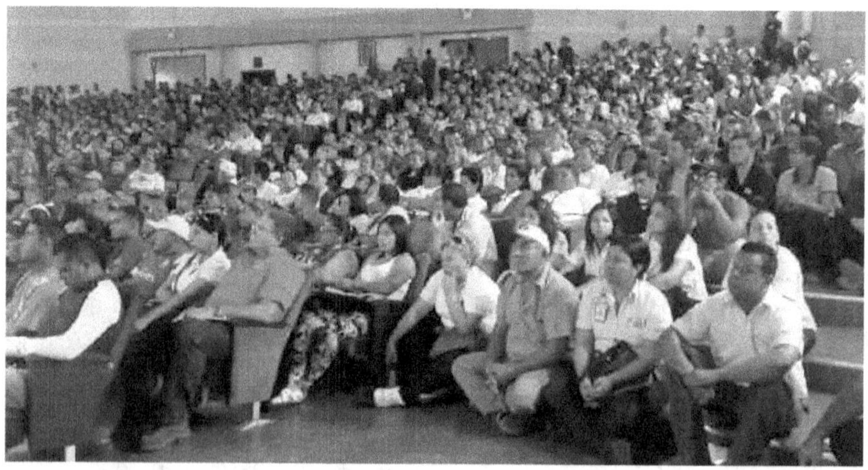

Fuente: Conferencia Sensorial de Reingeniería Humana, teatro del Pedagógico en Barquisimeto, Venezuela con asistencia de 1.150 personas. Octubre de 2013. Foto equipo del autor.

Como resultado muy importante, nosotros pudimos transmitir a las mentes del colectivo presente en cada sala, la información que previamente habíamos diseñado. Ya en cada cerebro usamos la sinapsis para "contaminar" a neuronas cercanas (postsináptica). Podemos decir que, ante un estímulo nervioso establecido por nosotros, se generó la acción de liberar en los individuos el neurotransmisor que esperábamos, éste es recibido por otra neurona y se da paso a una comunicación y seguidamente a un estímulo o desestimulo, un estímulo excitatorio o inhibitorio, con lo que se desencadena una respuesta o una acción deseada. En ese sentido vinculamos la reacción del neurotransmisor a actividades, a saber: sonidos, videos, datos, luces y ondas que generaran la respuesta esperada, logrando el cambio de percepción masivo, sustituimos la realidad colectiva con una inoculada.

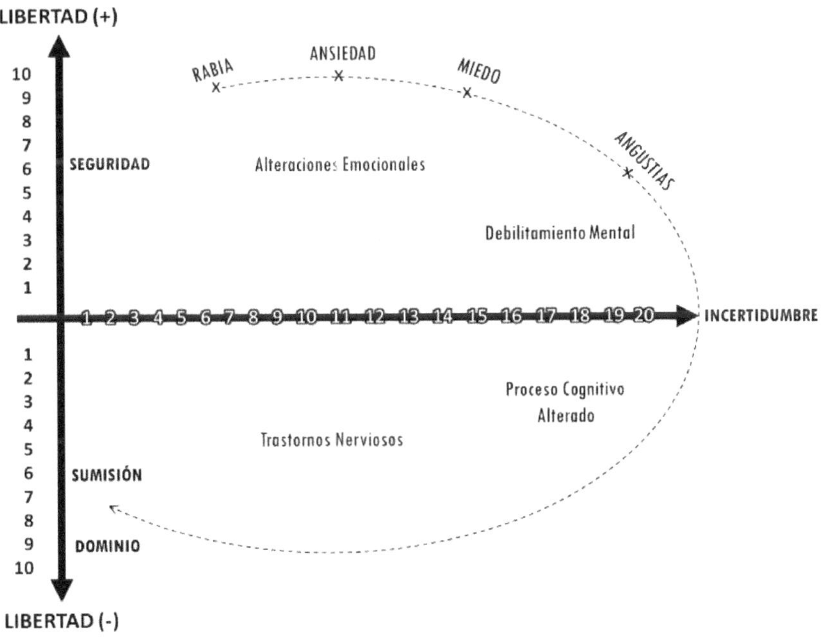

Al estar la muestra expuesta a fuertes estímulos visuales reproducidos digitalmente en más de 3.000 lúmenes de proyección, sumando ondas binaurales y otros registros con ondas bajas de 4.000 wt, se logró que los mensajes manipularan masivamente la percepción en realidad aumentada, derivando en variación de endorfinas y serotonina, llevando a actuar desde lo emocional hacia lo instintivo, anulando en ocasiones el córtex cerebral y el cerebro límbico, y anclando la muestra neurológicamente al cerebro reptil, actuando únicamente por instinto de sobrevivencia, se ejerció una Adaptación dinámica basada en: aumentar la angustia, estrés y rabia para cambio de percepción, generar ansiedad como debilitador mental e incertidumbre para aumentar la sensación de temor y por ende la inseguridad. La libertad se percibió como imposición y como alternativa de escape aparece la sumisión.

Cuando negamos voluntaria o inconscientemente la oportunidad de asumir una crisis desde el "aquí y ahora", se conduce nuestra realidad a un escenario emocional de "vivir en el pasado" con lo que no fue, lo que ya sucedió y que no se puede cambiar. Pasas en acción pendular a "vivir en el futuro" con la ansiedad y ¨preocupación¨ extrema al presagiar más dificultades.

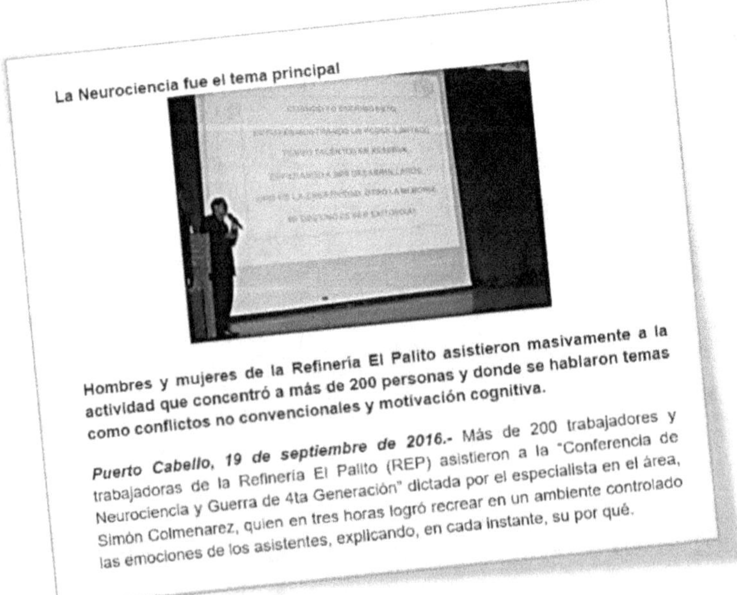

Hombres y mujeres de la Refinería El Palito asistieron masivamente a la actividad que concentró a más de 200 personas y donde se hablaron temas como conflictos no convencionales y motivación cognitiva.

Puerto Cabello, 19 de septiembre de 2016.- Más de 200 trabajadores y trabajadoras de la Refinería El Palito (REP) asistieron a la "Conferencia de Neurociencia y Guerra de 4ta Generación" dictada por el especialista en el área, Simón Colmenarez, quien en tres horas logró recrear en un ambiente controlado las emociones de los asistentes, explicando, en cada instante, su por qué.

Mérida: Realizada la 2da Conferencia Sensorial de Alto Nivel y Reingeniería Humana

Por: **Reporteros Comunitarios de Mérida** | Martes, 27/05/2014 09:06 PM | Versión p⌐

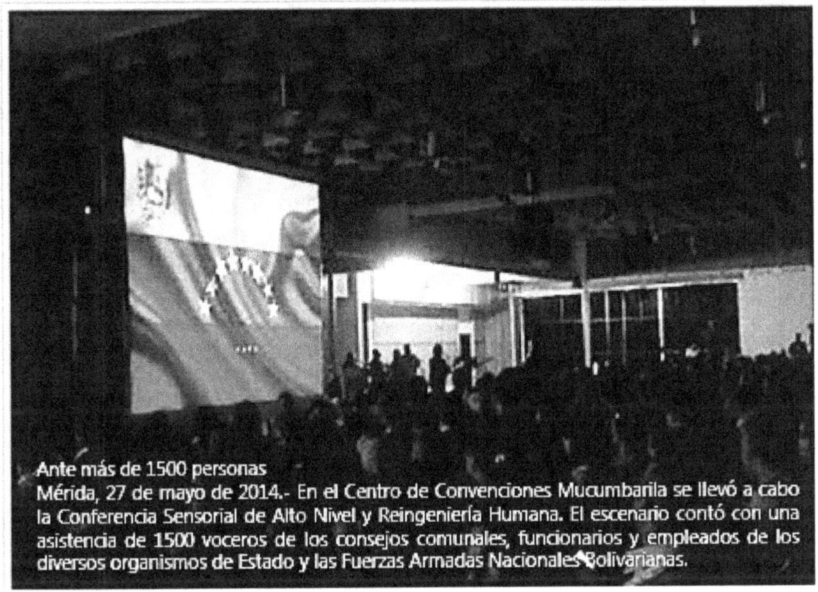

Ante más de 1500 personas
Mérida, 27 de mayo de 2014.- En el Centro de Convenciones Mucumbarila se llevó a cabo la Conferencia Sensorial de Alto Nivel y Reingeniería Humana. El escenario contó con una asistencia de 1500 voceros de los consejos comunales, funcionarios y empleados de los diversos organismos de Estado y las Fuerzas Armadas Nacionales Bolivarianas.

El Control Cognitivo sobre las masas.

El Control cognitivo para dominio masivo de humanos a través del cambio de percepción por vía no convencional, se manifiesta cuando se usa la neurociencia para dichos fines, aborda la guerra psicológica desde un espacio sensorial (lleva a sentir). Se complementa con el control de funciones neurológicas, o sea se invade a través de estímulos el cerebro que es quien controla lo que se piensa, se siente y se hace. Por ello la neuro guerra basada en control cognitivo se sustenta en la neurociencia. La Neurociencia como arma para dominio humano puede ser usada en la implementación de la guerra cognitiva por vía no convencional, logrando el cambio de percepción, la manipulación masiva de emociones, la neutralización del cerebro racional (córtex cerebral) y emocional (límbico), y activación de estímulos dirigidas al cerebro reptil. Se logra una neutralización selectiva de grupo de humanos, condicionamiento social masivo, injerencia geopolítica con un eficiente y considerable control social.

Se consigue extrapolar lo diseñado en laboratorio en las mentes humanas objetivos, pudiendo permanecer el control durante años, sustrayendo la realidad a cada ser humano del campo geográfico objetivo, cambiando la percepción y conectándole al nuevo sistema de vida que le fue fabricado. Las masas sociales empiezan una dinámica nueva, se les lleva a actuar en situaciones que por lo general le activan diversidad de emociones, se generan reacciones subjetivas al ambiente, activan respuestas fisiológicas y endocrinas. Se impulsan las experiencias y a la vez se confrontan éstas con nuevos paradigmas, lo que lleva a ser sustituidas por un nuevo modo de ver la "realidad", se da cambio de percepción por posicionamiento de otra realidad en la mente.

Cuando se bloquea el pensamiento racional a la población objetivo, empiezan a guiarse mayormente por las emociones, activadas con estímulos de lo que percibieron. Está claro que lo que percibimos puede ser la realidad, pero también puede ser una adaptación de la misma que llega a través del vínculo que se tenga con el mundo sin oportunidad de que el humano distinga entre emociones derivadas de una realidad justificada, y emociones derivadas de un efecto ocasionado artificialmente.

Mundo cibernético y emociones

Años atrás cuando uno de mis libros estaba casi terminado e iniciaba ya la pre-campaña de lanzamiento fui víctima de un evento inesperado, me fue anulada toda la información. Desaparecieron los soportes y sus respaldos en mis equipos electrónicos y periféricos. También a las pocas horas mi *smartphone* con información relevante, se formateaba. Tengo oficina en Caracas pero no siempre estoy en Venezuela, allí poseo *backup* y para ésta oportunidad me encontraba en Bogotá donde debía ser presentado el material, lejos de toda posibilidad de solucionar. Siempre había tomado previsiones de seguridad en otras circunstancias, sin embargo, como indico en mi conferencia "NeuroMilitarmente", ante ataque cibernética es improbable tener inmunidad, solo podemos por las consecuencias, administrar nuestras emociones.

Meses de trabajo habían desaparecido junto a sus respaldos. **Sentí en ese instante una** mezcla de rabia, temor, ansiedad y posteriormente angustia. Una **consecuencia directa del estímulo** externo **percibido,** que al llegar a mi cerebro afectó inmediatamente, entre otros a mí nivel de *serotonina*, el neurotransmisor que influye en el cambio de humor. También la *oxitocina*, la hormona que tiene efecto inhibidor sobre algunas respuestas generadas al sentir miedo. Al ser presa momentáneamente del estrés, también liberé *cortisol*, una hormona que me apoyaría en controlar el estrés. En ese momento es vital para nuestro propósito estar en calma para asimilar la situación y tomar decisiones, caso contrario nos anclamos al tema y las emociones negativas se profundizan auto-estimulándonos y creando más rabia, frustración, estrés, angustia y tristeza. Si no controlas la situación creas un escenario favorable para migrar de una emoción (es de corto tiempo) como tristeza, a un estado de ánimo (es de largo tiempo) como depresión.

Recuerdo que luego de sentir diversas emociones, llegaron a mi mente las palabras del año 2008 de alias "Gavilán", un guerrillero de las FARC responsable de custodiarme durante la entrevista para mi libro "Las Sociedades Secretas". Para ese entonces, tal como lo refiero en dicho material, para evitar preocupaciones a mi familia no informaba nada de dichos viajes por el riesgo que ello suponía. En esa oportunidad por seguridad indiqué a un amigo de confianza de dicha entrevista, por si no regresaba de donde iría.

Salí antes de medianoche desde *Caracas*, el viaje por lo menos duraría siete horas hasta *Santa Bárbara de Barinas*, el territorio indicado, a unos 200 kilómetros de la frontera. Con el amanecer ya estaba cerca de dicho lugar, en una hora más llegaría al sitio de espera. Sin embargo, desde ese instante *"había perdido control"* de lo planificado. Me detuve a llenar de gasolina el tanque del auto, en un lugar llamado *Canaguá*, antes de salir de allí sonó el celular, inmediatamente una voz femenina y sin acento colombiano dijo:

¡*Bienvenido*! Y sin dar tiempo a que respondiera o dijera algo, de inmediato acotó: Más adelante va a pasar un puente, luego de eso está *"la Y"*; deténgase allí, a mano derecha, y desayune.

Sentí me invadía temor, apenas salí de la estación de gasolina, a menos de un kilómetro estaba el puente, y más adelante se divisaban los locales rústicos y campesinos de comida, aproximadamente seis. Me tranquilizó, había carros estacionados y camiones, no estaba solitario en el sitio.

Al lugar le dicen "la Y" en ese sitio la carretera se divide en dos ramales, una a la izquierda y otra hacia la derecha, un aviso decía San Cristóbal, es la ruta hacia Colombia. Me senté en el local más concurrido, al poco rato de estar allí desayunando, un muchacho bastante joven, delgado y muy alto llegó a mi mesa y me saludó con bastante cordialidad. Inmediatamente dijo "hay que agarrar carretera ya para que rinda", entendí que debíamos seguir pues estábamos lejos. Sólo le pregunté ¿a dónde vamos?, me dijo:

Yo le voy diciendo. No se preocupe, está en buenas manos. Pero hay que llegar rápido a Santa Bárbara, a partir de allí nosotros mandamos.

No me preocupo, pues no tengo enemigos – Le respondí.

Los tiene, pero no lo sabe. La gente como usted, que escribe esos libros, en esta zona le ponen precio – Me dijo.

El "nosotros" estaba referido a su grupo insurgente, al control e influencia que ya poseían en la frontera. Yo inocentemente pensé que sería un encuentro-entrevista, sin ir del otro lado. Pero no sabía en ese instante, que apenas había recorrido el principio del camino.

El joven guerrillero se refería a mis libros de geopolítica, Conflictos no convencionales, Guerras de 5ta. Generación y sobre todo al *best seller* ¨Huellas Neoliberales¨. Años después y sin pedir permiso, desde el "aquí y ahora" esas palabras irrumpieron en mi mente y me llevaron al pasado, justo el instante cuando le dije: no tengo enemigos, me respondió ¨los tiene, pero no lo sabe¨, **esas simples palabras recordadas desataron una reacción neuroquímica y en consecuencia revivieron las emociones de aquel entonces.**

Quiero decirte que **eres un ser humano** y no escapas a ninguna de estas reacciones. Las emociones te protegen, se dan como una alarma para reaccionar ante una situación, real o no. Por ejemplo, ante mi gran inconveniente por la pérdida del material, todo ese bombardeo emocional me alertaba de la gravedad del asunto, pero con la finalidad de prevenirme. Posterior a ello **lo que suceda dependerá de la actitud,** puedo no hacer nada y quedarme sufriendo y empeorarlo todo, o sumado a cómo me sienta emocionalmente enfrentar las consecuencias, tomar decisiones y remediar.

Una cosa tú tienes garantizado ante cada evento que pase en tu vida ¡eso ya forma parte del pasado desde la milésima de segundo de haber acontecido! No puedes cambiarlo, si lo aceptas en ese instante tienes la posibilidad de tomar decisiones oportunas, si no lo aceptas…simplemente te quedarás estancado allí hasta que te des cuenta de esa única realidad, la aceptación.

Lo importante es que no te enganches con la circunstancia pues corres el riesgo de que crezca el ¨problema¨, y permanecerás anclado en el inconveniente, evitándote progresar y solucionar. Es allí donde debes capacitarte para la toma de decisiones, aceptar lo sucedido y asumir una actitud que te permita avanzar. De la postura con la que enfrentes una situación dependerá el que te estanques, retrocedas o soluciones.

La mayoría de mis libros tienen un alto contenido biográfico, la teoría va acompañada de la vivencia y ampliamente respaldada con estadística y otras ciencias. Quisiera recrearte cómo lo que percibes de modo normal o natural te cambia la realidad, un ejemplo sobre vivencias personales fue cuando se concretaba la disolución de mi matrimonio, era algo acordado ya preestablecido, pero al estar bruscamente sin mis dos niñas y mi hijo, sentí que en ese momento se me vino el mundo encima emocionalmente. Suspendí para entonces mi agenda de consultorías, conferencias, firma de libros y asesorías a pacientes.

Yo fui adoptado por un tío quien hizo el papel de padre, por esos días él andaba quebrantado de salud con un cáncer de próstata que menoscababa sus defensas. Ante estos acontecimientos, se formaron estímulos constantes que llevaron a generar inestabilidad en mis neurotransmisores. El estrés se tornó incontrolable, las emociones aflictivas fluctuaban entre melancolía y tristeza, mi humor variaba sumando frustración, angustia, rabia, ansiedad y dolor.

Ante esas circunstancias perdí la paz con lo que desapareció mi ¨aquí y ahora¨. Se creó un ¨efecto mariposa con paradoja del tiempo¨ que me trasladaba constantemente del pasado al presente o directamente me llevaba al futuro. Permanecía en el pasado cuando insistía en "si hubiera hecho esto o aquello", lo que me generaba emociones aflictivas y fortalecía mis miedos. Se presentaba el ¨qué voy hacer ahora¨ lo que llevaba al futuro generando mucha ansiedad. Al colisionar pasado con futuro yo caía al presente, ante las consecuencias del problema lo que me ocasionaba más estrés. Un bombardeo incesante que existía, pero en mi mente. Sólo con el pensamiento se generaban estímulos a mi cerebro, lentamente me distanciaba de mi cerebro lógico y los mismos me llevaban a ¨vivir¨ en mi cerebro límbico, el emocional.

Con el riesgo de interactuar con mi *cerebro reptil* mi parte instintiva y primitiva.

A pesar que contaba con herramientas para sobreponerme, no resultaba fácil. El tiempo se tornaba lento, el silencio se engrandecía y por las noches me abrazaba sin pena tornándose frío y muy intenso. Tan insoportable me resultaba la silente compañía antiguamente aliada, que debía apagar el aire acondicionado de todo el apartamento y abrir todas las ventanas, para permitirme mucho ruido como invitado nocturno del hogar.

En una de las visitas a mi padre en el hospital donde ya se encontraba, me dijo: *"lo haces bien, vas bien, pero irás mejor si te das ánimo tú mismo"*. Más claro no podía ser, debía luchar en ese turbulento río y contra corriente, no me bastaba con aceptar esa nueva realidad ni con tratar de tranquilizarme. No era suficiente contraatacar los bruscos cambios que se daban, una consecuencia de los estímulos constantes percibidos, un círculo vicioso que alimentaba el problema. Debía tomar el control de mi cerebro límbico, también lograr respuestas instintivas del cerebro reptil. Sabía que la tristeza era por pensar demasiado en el pasado, estrés por exagerado presente y ansiedad por exceso de futuro. Pero al perder mi tranquilidad y sin la claridad del ¨aquí y ahora¨, lo percibía pero desde esos tres estados mentales: tristeza, estrés y ansiedad.

A las pocas semanas de ese encuentro mi padre de crianza falleció, también había expirado por esos días mi mejor amigo. En un lapso no mayor a dos meses me había quedado sin hogar, sin padre y sin mi amigo quien había sido mi socio en múltiples proyectos. Me estaba *dando ánimo a mí mismo* pero los nuevos golpes emocionales eran demoledores, el estrés y la angustia aumentaron extraordinariamente. Tomé por varias semanas fármacos para no hundirme, específicamente *Zoloft* (hidrocloruro de sertralina) en pastillas. Me sentía mágicamente tranquilo, una torpe serenidad se apoderó de mí. Había desaparecido ansiedad, estrés y tristeza. También mis principales procesos cognitivos se afectaban; la percepción no era clara, la atención desenfocada, la comunicación lenta, el razonamiento y la capacidad de solucionar problemas tampoco eran óptimos. Despierto me sentía adormecido, me di cuenta que neutralizar las **consecuencias** para nada solucionaría las **causas** del problema.

De éste modo el poco control que yo podía tener sobre los estímulos que accionaban neurotransmisores, se había difuminado. No era la vía indicada, si bien el fármaco neutralizaba las consecuencias, yo necesitaba solucionar la causa. ***Necesitaba ir al origen del problema y retomar el control de mi vida, pero antes debía hacerlo con mi cerebro.*** Suspendí la medicación y comencé a diseñar un proceso que revirtiera las emociones 'negativas'. Ocasionando estímulos neurológicos propios generaba reacciones convenientes y tangibles a mis propósitos: recuperar la salud y la salud emocional.

Para ese momento yo únicamente contaba como herramientas con lo que me era propio e inevitable, a saber: respirar, tomar agua, moverme, el acceso a la oscuridad de la noche o la luz del día. Esos ¨instrumentos¨ debían apoyarme para lograr disminuir los latidos de mi corazón, conseguir limpiar el exceso de cortisol en mi cuerpo a causa del enorme estrés, también estimular producción de melatonina para dormir algo y sumado a vitamina D, fortalecer mi debilitado sistema inmunitario... con ello inicié. Si bien el bombardeo cotidiano que destruía, resultaba superior al resultado incipiente de mi estrategia, *cada día y de a poquito*, yo construía mini dosis de salud emocional, ese mínimo y voluntario logro acumulativo me estaba aproximando a la tranquilidad.

En no más de cuatro meses los avances eran impensables. El equilibrio y el control regresaron. A los cuatro meses pude retomar mi vida. Inicié mis presentaciones y firma de libros pendientes. Había conquistado nuevamente mi concentración, equilibrio y tranquilidad. Con esa nueva realidad **los problemas se transformaron en experiencia, muchos de ellos estaba a mi alcance empezar a solucionarlos, otros tantos ya eran parte del pasado o la**

solución no dependía de mí, debía vivir con ello... pero en paz.

Para efectos de control mental, es importante concebir que la salud mental no comienza en tu mente, sino que reside allí. Tienes la opción de que un terapista o médico la administre por ti, con lo que seguramente ellos gestionarían sobre las consecuencias de tus problemas y por diversas vías tratarían de otorgarte bienestar. Por otro lado, sin descartar o sumado a lo anterior, ten en cuenta que **tú eres tu primera opción.** Confronta la causa de lo que percibes como inconveniente o malestar emocional, desde ese contexto puedes iniciar el control de tu mente, es importante tomar en cuenta la necesidad de distanciarse de alguna manera y tiempo/día de pantallas y redes sociales, pues su incursión en tu mente y realidad contrarresta el que puedas controlar lo que sientes.

Debes participar en tu proceso de control y salud mental, así podrás lograr una sana percepción de la realidad, activar estímulos y lograr respuestas oportunas en tu organismo, sobre todo conseguir serenidad. Ésta última, la serenidad, es la gran ausente ante esas situaciones que te abruman, pero es con ella que puedes recuperar la claridad en tus períodos de penumbra.

Cuando desaparece la serenidad tus emociones a la deriva te gobiernan y fácilmente te anulan la lógica, lo que te condiciona a sólo sentir sin atreverte a tomar decisiones. Al recuperar la serenidad, no van a desaparecer tus problemas ni emociones indeseadas, pero si podrás **ver todo con mucha racionalidad. Eso te facilitará tomar decisiones oportunas y necesarias,** te llevarán a construir las soluciones pretendidas, con éxito y a corto plazo.

En este material hallarás parte de mis investigaciones en el campo de la *Reingeniería Humana,* pues somos integrales y parte de un sistema. También te muestro las consecuencias y soluciones por estar expuesto a conflictos no convencionales, guerras cibernéticas y cognitivas, campañas de neuropolítica, o al bombardeo mediático y de redes sociales que altera tu proceso cognitivo. Si no estuvieses sometido a lo descrito anteriormente, igual eres el resultado de una **educación que te transforma desde que inicias en ella de niño con capacidad de genio,** hasta que te gradúan como *ser dependiente con una creatividad destruida,* **transformado a poco emprendedor, con inseguridades y miedos fáciles de activar y sin metas concretas.**

En esa transformación académica, que debería ser etapa productora de seres humanos calificados para dar soluciones a sí mismos y a otros, se crean profesionales capacitados para administrar padecimientos, buscar soluciones a consecuencias y en gran medida también consumidores de psicofármacos, ¨similares¨ a los que tu cuerpo ya produce, con la diferencia que los sintéticos ocasionan alta rentabilidad financiera a la industria.

Los individuos que estudian psiquiatría o psicología, mayormente son víctimas de la educación formal que les proporciona un diseño curricular para garantizar profesionales que lidien con efectos, no para remediar las causas. Por ello mayormente están plenamente capacitados para tratar las consecuencias, pero no el origen de tu padecimiento o trastorno, menos aún si **dicho conocimiento académico mayormente se imparte para garantizar graduar profesionales excelentes para administrar consecuencias y no para sanar sus causas.** De esa manera el mundo diseñado en el que tú vives te mantiene secuestrado y distanciado de la realidad, desde allí resultará imposible solucionar lo que siendo placentero controla tu mente y existencia.

La psicología pretende ¨ayudar a mejorar¨ tu conducta y procesos cognitivos, por medio de un profesional que no es capaz de mejorar con dichas técnicas sus propios problemas, en oportunidades el profesional que buscaste para ayudarte tiene más problemas conductuales, emocionales o perturbaciones que tú, pero con solo decir ¨en casa de herrero cuchillo de palo¨ el asunto queda zanjado. Por otro lado la psiquiatría se ha esforzado en crear trastornos mentales que alimenten con más perturbaciones a su ¨biblia¨, el Manual Diagnóstico y Estadístico de las Enfermedades Mentales (DSM-5, 2013), usado por todos los practicantes de psiquiatría, editado por la *American Pshychiatric Association*. De manera que casi cualquier humano puede ser etiquetado de padecer alguno de los 374 ¨trastornos¨ mentales que allí se grabaron en alguna de las 897 páginas del manual. Todos estos trastornos también son refrendados por otra guía menos usado, el CIE-11 (Clasificación internacional de enfermedades. 2018), de la Organización Mundial de la Salud.

En consecuencia, prácticamente cualquier persona es objeto de ser etiquetado de tener algún trastorno mental y de requerir ¨ayuda profesional¨, por tanto de ser objeto de que le administren psicofármacos. Fíjate, la psiquiatría actualmente ni siquiera cuenta con una clasificación basada en *mecanismos etiopatogénicos*, o sea una clasificación que incluya *origen y causa* de cómo se produce cada patología, por tanto se enfoca en las consecuencias.

Imprecisiones llevan a profesionales de esta especialidad, conforme al número de edición de su *manual de enfermedades mentales*, a tratar situaciones como enfermedades, o a no tratarlas. Por ejemplo, en el DSM-IV se mantenían subtipos de esquizofrenia y los 'etiquetados', que encajaban en dicho perfil fueron tratados de locos. No obstante, estos subtipos de padecimientos no contaban con suficiente soporte para diagnosticarlos como desequilibrados, en su lugar prevaleció la tradición clínica de que existían, se mantuvieron como enfermedades mentales **únicamente para no contradecir la costumbre** de algún momento.

Comprendiendo las emociones

Existió muchos años antes de nuestras épocas, un hombre solitario y extremadamente alto, le llamaban Antigoon, un ser tímido, noble y amigable. Habitaba en un castillo del siglo VII fundado en una hermosa pradera, tan antiguo que nadie sabía quién lo había construido. Cuando él llegó lo consiguió vacío, muchas noches pernoctó a su resguardo hasta que decidió vivir allí. El fortín era inmenso, desde la distancia lo vestía un color grisáceo producto de la palidez de sus grandes y fríos bloques de piedra. Tenía tres niveles de construcción, con tres grandes torres y un puente que conectaba con el pórtico. Estaba erigido a orillas de un gélido, profundo y turbulento río cuyas aguas salvajes provenían del sur de Francia, sin autorización ruidosamente cruzaban las tierras, corrían y desembocaban en el mar del Norte.

Los viajeros vikingos le llamaban río Escalda, a través de su cauce ellos navegaban en grandes barcos y al pasar por allí, los marineros siempre admiraban el hermoso paisaje, obligatoriamente relataban la leyenda del gran tesoro del castillo, aún no encontrado. Pero ahora no se atrevían a desembarcar para asaltarlo y saquearlo, como hicieron sus antepasados, el temor se los impedía. Se les hacía un nudo en la garganta por aquel hombre de gran altura, al que empezaron a llamar "el gigante".

Cuenta la leyenda que Antigoon cortaba una mano a quien osara atracar embarcación en ese puerto, y no entregara a cambio una fortuna como peaje. Incluso contaban por miles las extremidades en el fondo de aquél río, cada vez la leyenda se engrandecía más producto del miedo que le tenían, a pesar que nunca habían sido agredidos por él. Muchos otros, optaron por dejar allí sus embarcaciones y antes de caminar a la ciudad cercana, depositaban en el muelle cofres con joyas preciosas para que el gigante Antigoon no les atacara ni cortara alguna mano, le temían mucho pues él siempre los observaba desde un gran balcón en el castillo. La superstición cruzó las fronteras, llegaba a territorios distantes. Hasta que un día un capitán del ejército romano llamado Silvius Brabo llegó al muelle, predispuesto a hacer justicia. Retó al gigante en duelo, aprovechando su destreza y pequeño tamaño ágilmente evitaba ser agarrado por Antigoon, hasta que en un certero golpe le hirió de muerte.

Luego, el capitán cortó una de las manos del gigante, la levantó en señal de victoria y seguidamente la lanzó al centro del río.

El mito de los viajeros había cobrado vida, impulsado primero por la falsa percepción sobre aquel hombre, etiquetado por el sólo hecho de ser diferente. La leyenda creció enriquecida por los miedos que llevaron a los marineros a ver desde la distancia a un gigante, y progresó también sobre la avaricia que estimulaba saquear las riquezas.

Luego de asesinado el gigante el castillo se inundó con hombres salvajes, todos buscaban en aquella tarde también moribunda, un gran tesoro. No consiguieron nada de valor, ni siquiera los cofres dejados como peaje que desaparecían mágicamente del muelle. Mientras, a la orilla del río un hombre descendiente de una tribu Celta yacía inerte... sin una de sus manos.

Todos se concentraron en el gran balcón del castillo, desde donde el gigante en vida los vigilaba amenazante, estaban frustrados y rabiosos al no conseguir oro, diamantes ni monedas. La tarde continuaba agonizando lentamente, a lo lejos un hermoso atardecer hechizaba el entorno, todos quedaron estupefactos viendo el horizonte teñido y desbordado de añil, era un hermoso azul ambarino que anegaba todo desde el horizonte. Una hermosa caricia visual que inevitablemente les llegaba hasta el alma. Las facciones de aquellos rostros rudos se tornaron relajadas, sus brazos les abandonaron dejándose caer en señal de paz, sentían una infinita paz. Eso era lo que veía Antigoon desde allí, comprendieron que aquel hombre corpulento y muy alto no les amenazaba ni vigilaba, sólo se rodeaba de vida, mientras a ellos los guiaban sus temores que les trascendían como infinita maldad.

Por sus rostros comenzaron a brotar lágrimas que escapaban rozando sus mejillas, fue entonces cuando comprendieron más a la existencia y se abrigaron momentáneamente con ese destello de humanidad. Sin darse cuenta ni estar preparados habían conseguido el tesoro del castillo, igual no lo comprendían pues buscaban algo de valor material. Ellos al ver y disfrutar el hermoso paisaje, se permitieron fabricarse una sonrisa. También

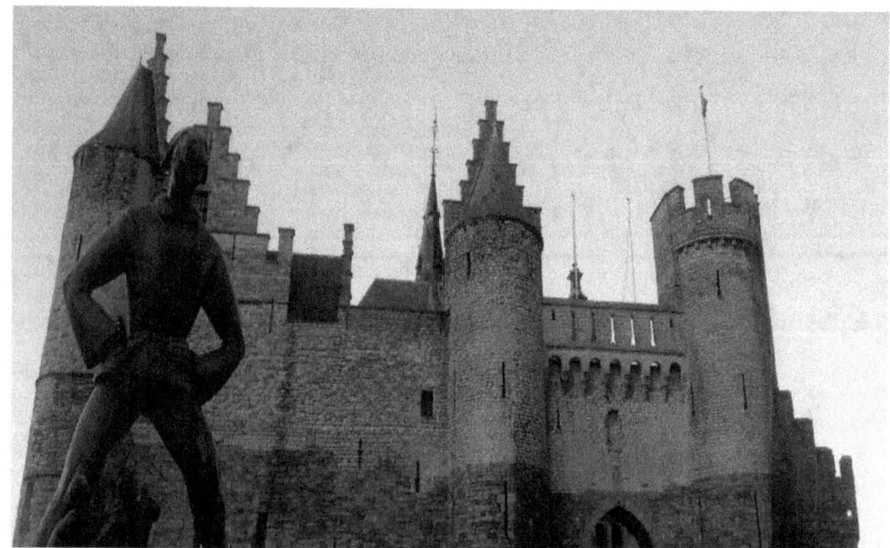

instintivamente inspiraron aire de modo profundo, respiraron vigorosamente, quisieron llenarse momentáneamente con pensamientos positivos.

Fuente: Gigante del Castillo de Amberes, Bélgica. Foto S. Colmenarez.

¿Cómo cambiaron sus emociones? Al ver aquel magnífico paisaje y sonreír, segregaron al instante "Endorfinas" que les otorgó placer y bienestar. Cuando respiraron de aquella manera, por medio de la hemoglobina en mayor cantidad circulando en su torrente sanguíneo, llegó mejor oxígeno al cerebro, también el neurotransmisor inhibidor "Gaba" ayudó a combatir la ansiedad. Los pensamientos positivos por su parte, permitieron segregar "Dopamina" que mejoró el ánimo. No es magia, simplemente tu eres un ser perfecto, cuentas con esas y muchas más herramientas necesarias para ser dueño de tus emociones, superar tus límites y ser feliz. Es el tesoro oculto en tu vida, llegó el momento en que "abras el cofre" y descubras lo guardado en él.

A principios de 2018 pude también observar ese majestuoso atardecer. Allí sentía esa fuerte energía que todo lo arropa, fue una hermosa tarde desde el balcón del *Castillo de Amberes*, a orillas del río Escalda. Estaba con un grupo de amigos compartiendo en Bélgica, era febrero aún en invierno. El clima era bastante bajo, por tanto muy frío. Allí conocí la leyenda del Gigante Druoon Antigoon, si bien su historia es algo diferente a la que me inspiró escribirte, es ese gigante quien da nombre a Amberes, formando parte de su cultura.

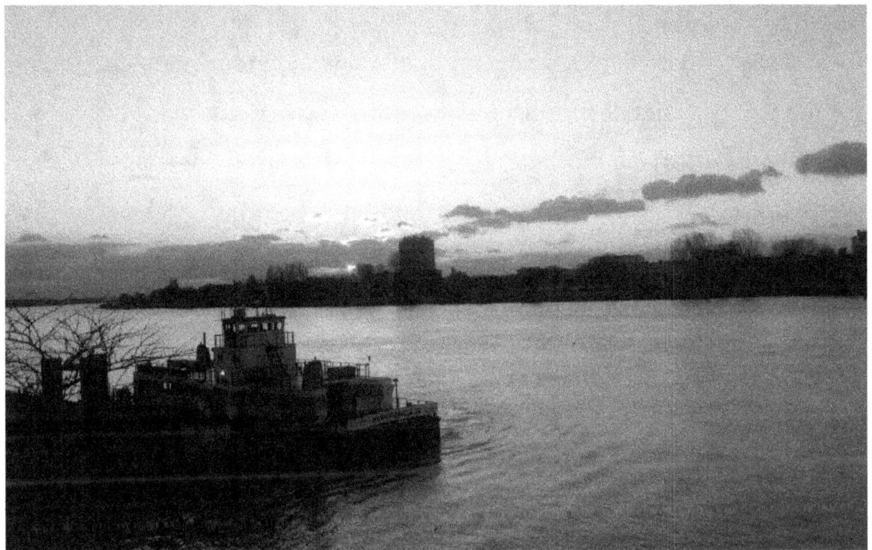

Fuente: Vista del Escalda, desde el balcón externo del Castillo de Amberes.

A través del cuento narrado, quise mostrarte los grandes daños que no controlar nuestros miedos trae a nuestra vida. También, el cómo nos dejamos llevar por la percepción para juzgar y sentenciar, y lo que es peor aún, se nos va la vida en busca de un "tesoro" producto de la vanidad y avaricia, al tiempo que no valoramos nuestra mayor riqueza, nuestra vida y lo que nos rodea.

Ciertamente durante tu existencia vas a sufrir ataques feroces, también situaciones muy rudas que te pondrán contra la pared. En oportunidades sentirás que no puedes más, y biológicamente puede que así sea, sin embargo, yo te invito a conocer más allá de lo que ahora percibes y sientes; encontrarás un mundo muy diferente que está esperando por ti.

Un mes antes yo regresaba para Alemania desde Italia donde visitaba a mi amiga Nuria, por lo que había pasado unos días en Venecia. De retorno, al abrigo del lago de Como llegando a Suiza, me sedujeron los hermosos parajes, los bosques y sus árboles todos ellos desnudos y sin hojas, sus flacas y desabrigadas ramas se permitían ser atravesadas desde el horizonte, por un hermoso paisaje alpino refugio de mágicas montañas, lagos y pueblos.

En invierno el clima excesivamente frío golpea fuertemente a los árboles, el clima bajo y la falta de luz solar atenta contra su existencia. Ellos tienen muy poca energía y para no morir dejan caer sus hojas por no poderlas alimentar, quedando totalmente desnudos, concentrando los nutrientes para que resistan las ramas y el tronco. Al hacer esto no pueden respirar como normalmente lo hacen, que es a través de las hojas. Allí inicia un proceso de supervivencia, para que no mueran sus células empiezan a captar oxígeno por los poros que tienen en tronco y ramas, denominados *lenticelas*. A pesar de la circunstancia, las detectan y se adaptan a esa realidad, como primer paso. Eso les permite seguir adelante y dentro de cada uno de ellos, la vida continúa. Se da un agotador proceso para respirar, procesar enzimas, división celular, etc. Los resultados tú los observas en la primavera, donde nacen ramas con hojas y todo florece.

En tu vida es similar, tu existencia requiere que asumas retos, con repentinos sucesos que cambian tu rutina, te agotan mentalmente, te llenas de rabias, tristezas, ansiedades, frustraciones, etc. Solo que, a diferencia de los árboles, tu insistes en no aceptar la nueva realidad que se te presenta. Prefieres "envalentonado" por el miedo, resistirte al cambio y quedarte anclado a una ilusión mientras el tiempo pasa, soñando permanentemente que todo se arreglará sin que tú hagas nada para que ello suceda. Mientras tanto, en vez de aceptar y confrontar para sobrevivir y avanzar, empiezas a sentir como se agota tu salud mental, se enferma tu cuerpo y se aleja la solución.

Siempre hay oportunidades, siempre puedes seguir adelante, surgir y ser feliz, desde el peor de los casos. Ya tienes las herramientas necesarias pues te acompañan, pero no las conoces y en éste libro te las voy a presentar.

III
ACERCAMIENTO A LA AUTONOMÍA MENTAL

FAMILIARÍZATE CON LA PERCEPCIÓN

Si eres lo que piensas garantiza que esos pensamientos sean originalmente tuyos. Si en tu mente está la esencia de lo que eres, me preguntaba constantemente ¿por qué no es un tema suficientemente conocido? Hoy sé que dos factores influyen enormemente en que eso haya sido y continúe siendo así. El primero, la tecnología que permite profundizar sin invadir, en el estudio del cerebro es reciente, por tanto, similar los descubrimientos para avanzar en la neurociencia y sus aplicaciones.

El segundo elemento que a mi juicio es el más importante, representa la inconveniencia social de que el ser humano conozca, de modo fácil y práctico, cómo funciona el cerebro y la mente. Por ejemplo, resulta muy inconveniente al mundo del marketing, que se basa en sembrar ilusiones a personas y venderles productos, que éstas dejen de ser inseguras y manipulables al estudiar y comprender el funcionamiento del cerebro y las emociones.

Históricamente sucesos han dado luces de que el ser humano no es lo que las academias pensaron de él. En el caso de la neurociencia me referiré a tres de ellos, uno en el siglo XIX y dos más en el siglo pasado. El primero de los casos en referencia es el de *Phineas Gage* un trabajador de la industria ferrocarrilera, donde un accidente laboral mostró la importancia del cerebro en la conducta humana. El segundo caso, es el de "HM", ícono del estudio sobre la memoria y, el último suceso muestra los estragos ocasionados por el *alzhéimer*. Los tres casos clínicos tienen un punto en común: el cerebro.

Te citaré un extracto documentado en mí libro ¨*Nada Imposible con Neurociencia y Reingeniería Humana*¨ (2018), a saber:

El dos de diciembre del año 2008 fallece en Connecticut a los 82 años, un hombre a quien durante gran parte de su vida solo le llamaron HM para proteger su intimidad, su nombre fue Henry Gustav Molaison. Durante la mayor parte de sus primeros 27 años de vida HM sufrió de convulsiones, con ataques muy fuertes que le impedían llevar una vida cercana a lo normal.

Se cree que desarrolló dicho padecimiento a los nueve años cuando fue atropellado, en un accidente de bicicleta. Sin embargo, dicha teoría no está verificada, más cuando en su familia paterna ya había dichos antecedentes. Lo cierto es que desde esa etapa de su vida y hasta los 27 años, HM sufrió de epilepsia. Este padecimiento se da por funcionamiento anormal en neuronas, las mismas son sometidas a exceso de presencia eléctrica.

Antes de seguir contándote sobre HM, quisiera aclarar más técnicamente el aspecto de la **electricidad en tu cerebro**. Recuerda que el mismo está constituido por neuronas, así como el internet conforma una red interconectada de páginas con datos, estímulos eléctricos permiten al *hardware* -partes físicas- dar vida al *software* –programas- en los ordenadores, un cerebro electrónico.

El cerebro humano y sus decenas de miles de millones de neuronas, interconectadas entre sí con estímulos eléctricos permiten llevar el mensaje de un sitio al otro en el sistema nervioso. El registro de actividad eléctrica de las neuronas, conforme a los estudios neurocientíficos en mediciones con microelectrodos desde el interior de las neuronas (membrana de la célula), "*es de 4 Hz – 12Hz*" (Llinás y Yarom, 1981).

De tal manera que en tu cerebro radica tu memoria, se archivan allí sucesos de tu realidad lo que en consecuencia te lleva a generar acciones en el momento en el cual acontecieron, como en la posteridad, cuando a voluntad requieres dicha información. En el caso de HM, por genética o por el accidente a los nueve años, al ser atropellado, la conectividad entre neuronas presentaba descargas eléctricas inusuales y en consecuencia sufría ataques epilépticos, se desmayaba y no podía llevar una vida normal, no por la epilepsia en sí, sino por la frecuencia de sus estremecimientos en una convulsión de tipo tónica – clónica, considerado el más grave y frecuente. En la fase tónica de la epilepsia, se pierde la consciencia y la persona cae bruscamente, presentando rigidez generalizada en el cuerpo por 10 a 30 segundos, inmediatamente se da la fase clónica, con temblor, prolongadas sacudidas y la posibilidad de presentar incontinencia.

A sus 27 años, ante esta situación que le dificultó mucho a HM estudiar y le impedía trabajar, sus padres le pusieron en manos de un neurocirujano, quien determinó con mediciones de microelectrodos, el lugar donde radicaban las descargas eléctricas que le generaban dichas convulsiones. El Dr. *William Scoville* localizó los focos epilépticos en dos área del cerebro de HM, el *lóbulo temporal medial izquierdo y el derecho.* Los Lóbulos son partes de la corteza cerebral, los principales son: el Frontal, Parietal, Occipital y el Temporal.

El Lóbulo Frontal tiene un papel fundamental en tus funciones cognitivas como coordinación, ejecución y control de la conducta, establecimiento de metas, articulación del lenguaje y regulación de las emociones. Nos indica la conducta motora apropiada en cada circunstancia.

El Lóbulo Parietal se encarga de procesar la información sensorial que llega del sistema nervioso de tu cuerpo.

El Lóbulo Occipital es la zona donde llega la información que se capta por el camino visual.

El Lóbulo Temporal se encuentra en cada hemisferio, izquierdo y derecho, donde están las sienes. Está ligado a la memoria y al reconocimiento facial.

El Dr. *Scoville* determinó que el origen a descargas eléctricas de HM radicaba en el Lóbulo Temporal, y por la gravedad de su epilepsia, era necesario extirpar dichas áreas -lóbulo temporal medial izquierdo y el derecho- para que pudiera tener una vida normal. Si bien en la actualidad el avance de la neurocirugía permite diferentes opciones, en 1953 y al no responder a tratamientos, era extirpar parte del cerebro lo que médicamente proponían.

En la operación se le suprimió el hipocampo, la *corteza parahipocampal*, la *corteza entorrinal* el *uncus* y la *amígdala cerebral*. En la intervención también hubo daño a la *corteza anteromedial*. La operación fue un éxito en cuanto a su objetivo, pues HM antes de la misma tenía convulsiones extremadamente seguidas. Luego de la operación pasó a tener uno o dos ataques epilépticos al año. Sin embargo, por las zonas afectadas o extraídas de su cerebro, HM se le incapacito de retener nuevos recuerdos. Podía acordarse de su vida hasta días antes de la operación, pero en lo sucesivo y por 55 años más que permaneció vivo, no podía almacenar nuevas experiencias. Él podía retener por minutos los nuevos sucesos de su vida cotidiana, pero inmediatamente los olvidaba.

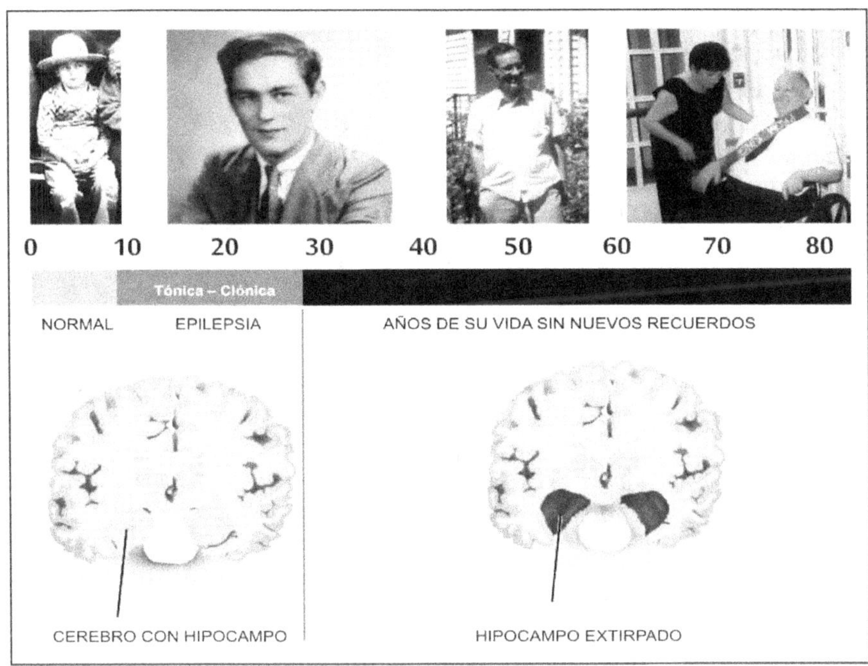

Fuente: Profuturo UNESCO. El término epilepsia deriva del griego epilambaneim, que significa 'coger por sorpresa' y se refiere a un conjunto de enfermedades que se manifiestan por crisis causadas por un problema en el cerebro. Generalmente, una crisis epiléptica se desencadena por un exceso de actividad eléctrica de un grupo de neuronas (células cerebrales) hiperexcitables y puede afectar a funciones como el movimiento o el comportamiento, o al nivel de conciencia (la noción de lo que sucede

alrededor de uno). Las crisis generalmente duran apenas unos segundos o unos minutos, después de los cuales finaliza y el cerebro vuelve a funcionar con normalidad. El tipo de convulsión depende de la parte del cerebro afectada y la causa de la epilepsia. (https://vivirconepilepsia.es/que-es-la-epilepsia/).

Con esta operación experimental HM mejoró radicalmente de la epilepsia, pero como consecuencia se creó una *amnesia artificial* para nuevos recuerdos, una *amnesia anterógrada*. Cada día de los 55 años posteriores a la operación, HM se levantaba aún ´varado´ en 1953, sin nuevos recuerdos pero también incapacitado de memorizar diferentes conocimientos. Esta experiencia revoluciona la comprensión sobre el funcionamiento de la memoria. *Henry Gustav Molaison* fue estudiado por el resto de su vida, ofreció infinidad de respuestas a la comunidad científica. Sin embargo, nunca lo supo pues todos estos logros los olvidaba, a los segundos de conocerlos.

El otro paciente que permitió avances en la neurociencia, es del siglo XIX. Me refiero al trabajador ferroviario *Phineas Gage*, nace en 1823 y fallece el 21 de mayo de 1860. En 1848 sufre un accidente laboral que le ocasionó daños considerables en el Lóbulo Frontal.

La principal labor de Gage como obrero de ferrocarriles era utilizar dinamita para volar rocas y poder construir raíles en tramos complicados. Para ello debía perforar las rocas, colocar el explosivo... Todo esto debía compactarse con una barra de hierro de unos siete kilos, más de un metro de longitud y tres centímetros de diámetro.

El 13 de Septiembre de 1848, mientras se encontraba trabajando en Vermont, se produjo una explosión que hizo que la barra de hierro con la que estaba trabajando el joven Phineas saliera despedida, atravesando su cráneo desde el pómulo izquierdo hasta la parte superior de su cabeza, donde se localiza el córtex frontal. Gage salió despedido por el impacto, sacudiéndose violentamente en el suelo hasta quedar inconsciente. Para los presentes, parecía imposible que alguien sobreviviera a un traumatismo como el que acababan de presenciar, pero Phineas tenía pulso, y tan solo unos minutos después se incorporó y comenzó a hablar. El joven permaneció totalmente consciente desde ese momento, incluso llegando a saludar a todo aquél a quien se iba encontrando durante el traslado a su hotel, donde fue caminando por su propio pie hasta la habitación en la que los doctores Edward H. William y John Martyn Harlow consiguieron detener la hemorragia y cerrarle la herida, con el joven todavía consciente.

Durante los días posteriores, Gage tuvo que permanecer en cama, soportando curas, delirios e intensas fiebres. Sin embargo, en el período de dos meses, Phineas parecía casi totalmente recuperado, recibiendo el alta en un período de tiempo sorprendente tanto por la gravedad del caso como por los avances médicos de los que se disponía en aquella época.

Fuente: https://www.psicoactiva.com/blog/caso-phineas-gage-psicologia/

Phineas Gage presentó una recuperación médica prácticamente milagrosa, nueve meses después del accidente su médico catalogaba que Phineas Gage presentaba una *"salud física buena: podía mantenerse en pie sin ayuda y ejecutaba movimientos de forma ágil"*. Estaba completamente recuperado, excepto por la pérdida de visión del ojo izquierdo.

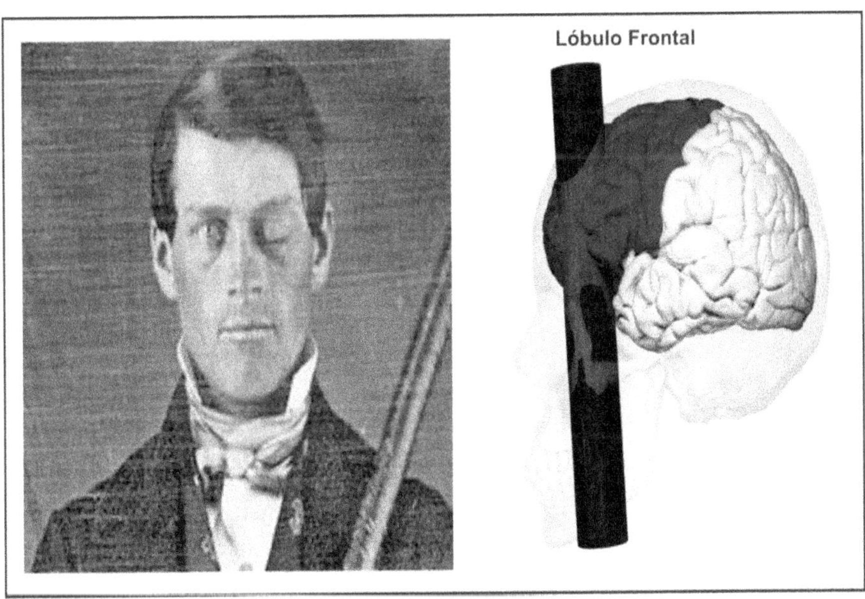

Fuente: Profuturo UNESCO.

Sin embargo, te recuerdo que el **Lóbulo Frontal** tiene un papel fundamental en tus **funciones cognitivas** de *coordinación, ejecución y control de* *la conducta.* Se le llama cognición o función cognitiva a la **habilidad de aprender y recordar información; organizar, planear y resolver problemas; concentrarse, mantener y distribuir la atención; entender y emplear el lenguaje, reconocer (percibir) correctamente el ambiente, y realizar cálculos,** entre otras funciones.

Phineas Gages que se caracterizaba antes del accidente, por ser un hombre a quienes todos tenían respeto y estima por su amabilidad, se transformó en una persona casi permanentemente irritable, iracundo, grosero, caprichoso e impaciente. Su personalidad había cambiado de forma drástica. Clínicamente desde el punto de vista físico estaba bien, pero psicobiológicamente se había transformado, a nivel de personalidad era otro.

Considero estos dos casos muy importantes para el avance de la neurociencia, pero sobre todo para comprender lo que somos.

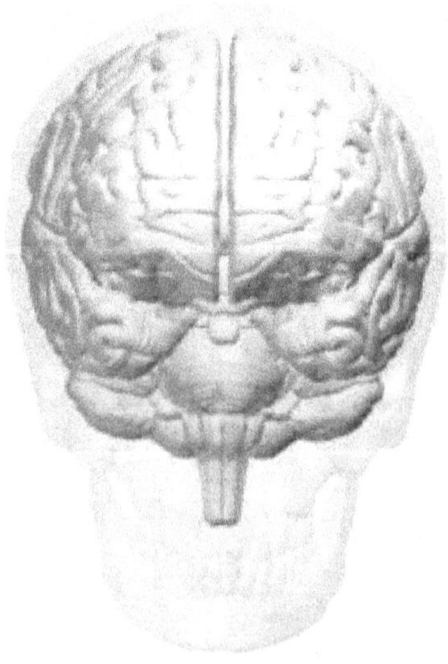

Como has leído en tu cerebro está la fuente de tu memoria, puede simplemente estar allí archivada y no serte de utilidad si no eres dueño de ella. Pero no solo la memoria, también desde lo que en esencia eres hasta los estímulos que por medio de la electricidad permite comunicación entre tus células, para luego derivar en las acciones que cotidianamente tú realizas.

¿Libre albedrío?

Es muy importante que sepas que el todo y lo que eres, más allá de tus órganos, está en tu cerebro y en tu mente. Si en la vida tienes un objetivo, la realización de éste va a depender de los estímulos o señales externas que te ocasionan una reacción, en una o más células. Considera que las células de tu cuerpo responden a lo que indica tu mente, y si tú no eres partícipe de la realidad de tú percepción, entonces te transformas en ciego-emocional, deambulando por la vida. Se moldeará tu percepción sin tu arbitraje y sobre esa base tú verás una "realidad" a veces subjetiva, pero es tu realidad y sobre esa creencia tomas decisiones, a saber: voluntarias, emocionales o instintivas.

Decisiones voluntarias

Son en gran parte decisiones racionales, analizadas y pensadas. No obstante, es importante tener en cuenta que para desencadenar esa racionalidad también participó nuestro lado emocional. Por sí sola, la racionalidad pura no puede elegir entre dos posibilidades, pues ambas por vía estrictamente lógica siempre son posibles.

El componente emocional complementa, por ejemplo si tú vas a comprar un vehículo y te ofrecen dos marcas, precios y colores diferentes, desde lo racional (hemisferio izquierdo del córtex cerebral), ambos productos te brindan la misma posibilidad lógica y matemática. El componente emocional (sistema límbico), es el que integrará la persuasión para decidir. Aquí juega un papel importante el efecto que edad, sexo, preferencias, temores, diseño y color del auto, entre otras cosas tenga sobre Ud.

Decisiones emocionales

Son decisiones guiadas por estímulos al sistema límbico, nuestros sentimientos guían las acciones inmediatas. Podría decirse que las decisiones emocionales son desencadenantes de resultados positivos o negativos en nuestras vidas, **la diferencia la vas a hacer tú con la actitud** con la que decidas confrontar dicha realidad.

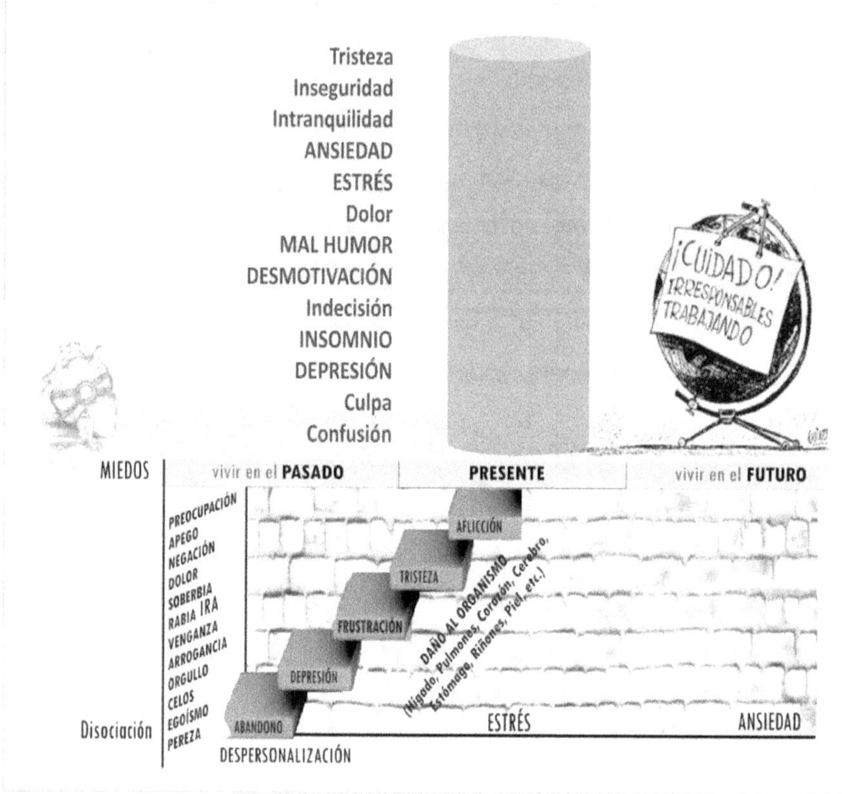

Fuente: Profuturo UNESCO. Conferencia Sensorial "Nada Imposible", del autor.

No basta con que tú habites psicológicamente en tu presente, te explico, tu tiempo presente pudiera estar inducido por tus emociones, generándote una visión irreal de lo que existe. Tus emociones en ese caso están siendo estimuladas por diversos factores que te crean reacciones apasionadas, las cuales controlan tus acciones y no al revés. Habitar en el presente es simplemente estar, pero sin la cognición que deriva del ¨*aquí y ahora*¨.

El presente, del individuo, lo estimula un fuerte bombardeo de situaciones que no le son propias, formas parte de un complejo sistema económico-político-social-ideológico-espiritual. Por tanto, te expones a consecuencias psicobiológicas como resultado de lo que en ese sistema acontezca. Las decisiones políticas que un presidente o primer ministro tome en tu país, terminan afectándote. Igual con el aspecto económico como el costo de los productos, servicios o los impuestos cuando éstos suben o bajan. Así mismo te afectan las interrelaciones con otras personas de tu comunidad, o la conducta de muchos de ellos que no compartes o no te satisfacen.

Si no vives el *aquí y ahora*, o sea con conocimiento real de lo que acontece en tu vida y anclado a tu propósito, serás vulnerable no teniendo control sobre tus emociones, y éstas se activarán generando comportamientos erráticos que te alejan constantemente de tus metas. Estarás por la vida emocionalmente a la deriva, serás presa fácil de emociones aflictivas, incertidumbre, rabia, dolor, soberbia, estrés, frustraciones, ansiedad, angustia, inseguridad y entre ellas también ratos de alegría.

Todo ser humano está sometido a emociones, pero no deben llevarte necesariamente a que realices acciones irreflexivamente. Eres un ser con tres cerebros, ya lo sabes, tienes uno que es racional y te permite analizar antes de tomar decisiones, también cuentas con un cerebro límbico o emocional con el cual ¨sientes¨.

Dos cerebros, analítico y emocional pueden interactuar ¨en equipo¨. Las emociones te avisan de algo, son una especie de alarma que impulsa también para analizar con *modo lógico*. Pero cuando te niegas a oír esa alarma no piensas racionalmente, solo sientes, y entonces tus emociones conducen a tus acciones. **Una acción electiva derivada del pensamiento concibe tus acciones.**

Cuando vives *aquí y ahora* trabajando en tu meta, no importa si hay aflicciones, temor, estrés o alguna rabia, pues convives con ello y tomas decisiones, puede que te equivoques, pero siempre avanzas, y lo más importante es que no pierdes el tiempo. Por el contrario, cuando la emoción guía tu acción te distraes del camino, y más que perder tiempo corres el riesgo de anclarte a tu emoción, allí tu percepción de la realidad cambia.

El tercer cerebro, es el reptil, ese nos lleva a actuar primitivamente con el instinto de sobrevivencia y acciones automáticas. Es el mismo que en alguna oportunidad te ha llevado ante un estímulo de mucho miedo, en milésimas de segundos a salir corriendo. O el que a una madre que, ante una amenaza a un hijo, reaccionar inmediatamente para ponerle a salvo, es un instinto reflejo.

Cuando no conocemos nuestras capacidades, somos sensibles a ser manipulados por quien las conoce, es así como resulta más fácil creer en magia que conocer de ilusionismo; la primera no existe y la segunda es manipulación.

Notemos como muestra de fragilidad por ignorancia del tema, la estrategia para influenciar humanos de un vendedor especializado en *neuroventas*. Éste especialista manipula tu conducta para facilitar sus objetivos, desde tus emociones genera ilusiones. Allí juega un papel importante la psicología, semiótica, los colores, la cultura, tus miedos, inseguridades, etc.

Para el ejemplo incorporaremos hipotéticamente la venta de un automóvil a tres clientes, a saber: una dama de 35 años, un joven universitario y un hombre de 55 años.

En el caso de la dama, el vendedor le ofrecería un auto sedan automático, de bajo consumo y con buen sistema de frenos, bolsas de aire, buen motor y de color azul, verde o dorado. La mujer es un ser superior y su cerebro no es similar al del hombre; es más desarrollado y adaptado a sus múltiples tareas y las puede cumplir al mismo tiempo. Ella tiene mayor cantidad de materia gris en el córtex prefrontal. Las conexiones que unen su hemisferio derecho e izquierdo (cuerpo calloso) son más gruesas en ella, permitiendo un mayor tráfico de datos entre hemisferio creativo y lógico, por tanto tiene una mayor capacidad para analizar y procesar mayor cantidad de información.

El auto sedan que le ofrecieron es amplio, elegante y clásico, porque ella piensa más en sus hijos, en el confort para ellos y también el espacio de equipajes es importante. Ella no desea conducir en tacones los tres pedales sumado a una palanca para cambios, por tanto le es más práctico un transporte automático, que de paso es mejor con el tráfico de las metrópolis. También es importante para la mujer el ahorro y la seguridad de maniobra, anular el temor a quedarse accidentada en una avenida y sola.

El color azul es importante para la mujer, psicológicamente incorpora: libertad, armonía, progreso, lealtad y seguridad. El verde aporta en la mente: equilibrio, crecimiento, estabilidad. Y el dorado induce abundancia, sabiduría, energía, inspiración y aleja psicológicamente la sensación de temor, le da seguridad. Si el vendedor no es experto en neuroventas, asumirá un gran riesgo y no se estimularán las respuestas que se desean.

Para el joven universitario le ofrecería un *hatchback* sincrónico, moderno, maniobrable y color rojo. Éste tipo de auto lleva intrínseco el sentido de aventura, velocidad, control de la potencia y tecnología. El color rojo promueve fortaleza, pasión, deseo, fuerza y también impulsividad.

En el caso del hombre maduro, él es controlado por sus temores primitivos de macho adentrándose a la tercera edad, siente menos fortaleza física y peor aún, ya no atrae miradas femeninas con frecuencia. Sin duda, está en una etapa en la que pierde seguridad la que anhela compensar.

El hombre es más propenso a producir cortisol, la hormona que se ocasiona en respuesta a sentir estrés. Dicha hormona entre otras consecuencias afecta su sistema inmunitario, le reduce la cantidad de testosterona bajando su nivel de confianza, desempeño e intimidad. El cortisol también incrementa la grasa abdominal, en consecuencia acrecentando los niveles de azúcar en la sangre.

El hipotálamo es la región del encéfalo que se encarga de distintas funciones corporales, entre ellas la excitación sexual y su conducta asociada. En el hombre una parte de ésta estructura es más grande que en la mujer, por eso para el macho es más significativa la acción sexual con hembras de buen atractivo físico y juventud. Mientras que la mujer, por tener esa zona más pequeña, piensa y considera más significativo el afecto y la estabilidad.

El hipotálamo forma parte del sistema límbico, las partes del cerebro relacionadas con las emociones, entonces para efectos del ejemplo podemos establecer una relación directa entre edad, sexo, emociones y conducta.

El vendedor experto en neuroventas, le ofrecería al hombre una *pick up* de lujo preferiblemente de color negro, o un automóvil descapotable tono amarillo, naranja o rojo. El sujeto adulto en crisis por la edad, busca recuperar seguridad y al poseer un coche con éstas características se siente rejuvenecido, jovial, viril y exitoso. El color negro incita sobriedad, poder y misterio. El Amarillo energía, alegría e innovación y el naranja calidez, éxito y aliento.

No es conveniente enfrentar un problema con decisiones emocionales, pues ten presente que son desencadenantes de resultados positivos o negativos, debes darte la oportunidad de integrar al componente emocional la racionalidad. Caso contrario, sobre-estimular endógena o exógenamente tu sistema límbico puede llevarte a tomar decisiones instintivas con el cerebro reptil, únicamente por sentido de sobrevivencia.

Decisiones instintivas

Son decisiones que derivan solamente por estímulo al cerebro reptiliano o reptil, el cerebro primitivo humano. Es la zona encargada de la conducta instintiva, impulsiva de sobrevivencia. Está programado genéticamente para generar una acción conductual determinada y automática. El cerebro reptil no piensa ni analiza, tampoco concibe emocionalmente, sólo actúa impulsiva e instintivamente.

En la gráfica siguiente, puedes observar una reacción estimulada y generada por el cerebro reptil. Un impulso de sobrevivencia en el perro ocasionado por el miedo, lo ves reflejado en su expresión. Similar sucede en el humano, ante un impulso de éste tipo no razona ni analiza la circunstancia, es una acción instintiva primitiva que busca preservar la existencia.

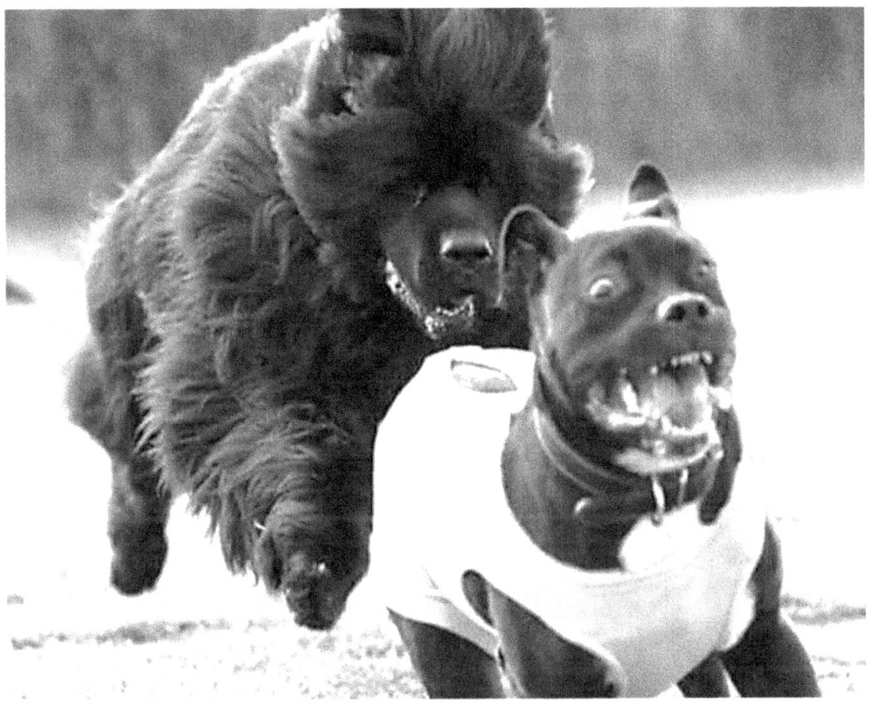

Fuente: Profuturo UNESCO. Conferencia Sensorial "Mente Maestra", del autor.

Tiempo atrás, estando en Bogotá me contactó un canal de televisión transnacional, querían una entrevista a ser transmitida a Hispanoamérica, un análisis respecto a la migración de venezolanos, a raíz de la profunda crisis político- económica en dicho país.

Obviamente había una diáspora, una migración a la vista "voluntaria" pues no era a consecuencia de un conflicto armado o guerra civil. Sin embargo, lo denominé *"Mentalmente expulsados de la patria"*. Allí expuse que ciertamente había motivos totalmente justificados para muchas personas de migrar. Mayormente la dispersión de ellas a otros territorios se había dado al haber estado expuestos a fuertes estímulos mediáticos, les llevaron a actuar desde lo emocional hacia lo instintivo. La población migrante no tuvo la opción de planificar voluntariamente en una realidad inhóspita, se ejerció una *Adaptación dinámica* basada en: aumentar la *angustia* con represión, *estrés* y *rabia* para cambio de percepción, *ansiedad* como debilitador mental e *incertidumbre* para aumentar la sensación de temor y por ende la inseguridad. La libertad se percibe como imposición y como alternativa de escape aparece la sumisión.

Cuando negamos voluntaria o inconscientemente la oportunidad de asumir una crisis desde el *"aquí y ahora"*, se conduce nuestra realidad a un escenario emocional de *"vivir en el pasado"* con *lo que no fue, lo que ya sucedió* y que no se puede cambiar. Pasas en acción pendular a *"vivir en el futuro"* con la *ansiedad* y ¨*pre-ocupación*¨ extrema al presagiar más dificultades.

Ante cada entrevista de televisión recibo *feedback* por móvil o redes sociales, tanto de gente conocida como de seguidores de diversos países. En cuanto al artículo de televisión *"Mentalmente expulsados de la patria"*, quisiera mostrarte dos puntos de vista en una *muestra estadística* muy similar, lo que me permitirá realizarte un mapa mental, de cómo somos afectados y de qué manera esto distorsiona nuestra *percepción de la realidad*. Se trata de dos personas que me escribieron, una desde Sudamérica y la otra en Norteamérica, venezolanos y ambos me conocen, son migrantes y padecieron la cruel e inhóspita realidad derivada de la crisis en esa nación.

El primero de ellos expresó su idea escribiéndome a través de mi página corporativa de *Facebook*, lo siguiente:

"Simón si bien entiendo a qué te refieres, no podemos ocultar el sol con un dedo, el Bolívar [la divisa venezolana] no vale nada! Y esa es la principal razón de porque la gente huye, sin olvidar la escasez generada por más de 15

años de control de cambio... Saludos desde Chile." (sic).

Fíjate, él agrega una opinión geoeconómica a mi explicación, ambas opiniones son ciertas. Lo importante y que te quiero referir, es que él emite un veredicto desde lo racional y lo emocional, en equilibrio. El aceptar la realidad inhóspita que padece le permite estar *"aquí y ahora"*, no le solucionó el problema ni se lo desaparece, pero le permite en tranquilidad actuar, por que internamente él está en equilibrio emocional. Eso le permitió exponer su punto de vista con tranquilidad, cordialidad y lógica.

La segunda opinión, una dama, escribió a través de mi perfil de Instagram:

"Es el colmo como quieren justificar lo injustificable que un país tan rico con [sic] Venezuela la gente viva como mendigos. MENDIGANDO medicinas alimentos pase hasta 20 horas en total oscuridad con todos los servicios públicos colapsados o esto también es una guerra mediática y un espejismo de los medios que además han sido secuestrados y censurados por una narcodictadura... Abrazo mental como la migración mental de tu artículo"

Ella emite una opinión meramente emocional, lo que la lleva a resultados negativos, siente rabia y frustración. Eso es consecuencia de estar anclado a tristezas por sucesos del pasado, lo que no puedes cambiar pues ya sucedió. Pero al no aceptarlo y no tomar decisiones al respecto, esas emociones "negativas" se alimentan y no le abandonan, por el contrario, limitan la percepción completa de la realidad.

En el segundo caso, ella es médico neurocientífico y conoce a plenitud el funcionamiento del cerebro, pero eso no te hace inmune pues cuando te anclas a las emociones que no analizamos racionalmente, los conocimientos se quedan en teoría lógica neutralizada por acciones del cerebro límbico.

Ten en cuenta que no se trata de que las opiniones emitidas sean ciertas o falsas, por el contrario, se trata de que independientemente de la situación, tú estés en tranquilidad mental, ello te dará paz y también equilibrio emocional.

DE LA FANTASÍA DEL "AQUÍ Y AHORA"
A LA REALIDAD DISTINGUIDA COMO ILUSIÓN

En muchas culturas la mujer carece de legislaciones que le apoyen en su lucha por dignificar su existencia, en algunos países carece de derechos y se le considera un ser inferior. En tiempos de reyes, solo garantizaba el linaje la descendencia masculina. Que los reyes tuviesen una o varias hijas únicamente les servía como objeto de negocio, pues como en épocas del imperio español, por ejemplo, las usaban para entregarlas en matrimonio y asegurar alianzas geopolíticas, o también contraprestación para no ser agredidos. Incluso sus padres debían pagar una dote, un patrimonio que debía ser administrado por el futuro esposo. Algunos reyes cuando sus dominios estaban en quiebra, enlazaban sus hijos con princesas de otros dominios económicamente estables, exclusivamente por la dote económica. Para muchos reyes era una desgracia no tener hijos varones.

Como si fuese históricamente poco, se ha reforzado los últimos siglos una mentalidad patriarcal y machista. Inicialmente se inoculó el dominio sobre la mujer por vía cultural heredada, luego se le sumó por vía de percepción a través de la sociedad moderna.

Inicialmente la princesa se desvelaba a la espera de un "príncipe azul", quien sería el que le haría feliz, traería bienestar y generaría desarrollo. Mientras, su labor consistía en ser hermosa y experta administrando el hogar. Cuando se transforma ello en utopía a mediados del siglo pasado, ella lo concientiza y empieza a luchar por emanciparse, tener acceso a la educación, auto-representarse, trabajar y generar sustento. Luego de luchas interminables, confrontando al sistema social, logra avances; ingreso a la educación primaria y carreras universitarias posteriormente. Cien años le llevó a la mujer poder sufragar, desde la *Declaración de Seneca Falls* en 1848, hasta el momento de aprobación de la *Carta de Derechos Humanos* de la ONU.

Sin embargo, esa libertad pronto se vio asfixiada, pues se generó intencionalmente un desequilibrio social que haría fracasar esa anhelada libertad. Se restringió subliminalmente el desarrollo del varón, de esa manera mientras las universidades se llenaron mayormente de mujeres a las cárceles ingresaban infinidad de hombres, la pobreza se vestía de mujer.

Ella descubrió que era poseedora de los derechos que combatió y ganó, pero se le invalidaban por otra vía, al enamorarse la pareja no estaba a su nivel, se afectó el equilibrio del hogar con un hombre inoculado de machismo. Rápidamente él abandonaba la casa, la dejaba sola con los hijos. Finalmente ella se graduó también de "madre y padre", en ese momento muchas debieron colgar el título para hacerse cargo del hogar, otras aumentaron las horas de empleo, para lograr sufragar la totalidad de los gastos. En cualquier caso, en gran parte los hijos quedaban a la deriva, lo que garantizaba el control social sobre la nueva generación, con cohortes generacionales provenientes de hogares totalmente disfuncionales.

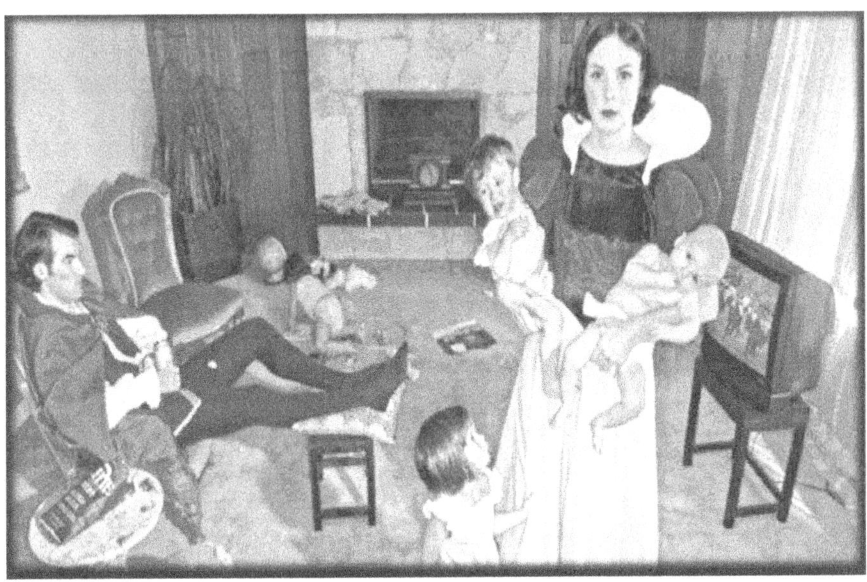

Fuente: Libro Nada Imposible (p.60).

Es una lucha difícil, muchas veces a contracorriente. Parte del motivo es que ella es un ser superior. Te citaré de mí libro "Nada Imposible", algunos datos de la configuración neurológica del cerebro de la mujer, a saber:

Uno de los seres que más ha sido víctima es la mujer, y se le ha manipulado a través de miedos, frustraciones y ansiedades inducidas. Se le ha obligado a permanecer en los paradigmas de las distintas sociedades. Ella es superior al hombre, pero éste, otra víctima y en oportunidades victimario, no lo sabe y ella, es superior, pero no lo cree.

La mujer es superior, su cerebro no es similar al del hombre, es más desarrollado y adaptado a sus múltiples tareas y las puede cumplir al mismo tiempo. Los estrógenos en ella hacen que desarrolle más la habilidad de lenguaje y emociones, es superior en el campo de la diplomacia, negocios y conciliación... mientras el varón compite y lucha contra otros.

Si de comunicación se trata, ella dice aproximadamente 16.000 palabras por día, el hombre alrededor de 4.000. Investigaciones científicas constatan, que la mujer tiene mayor cantidad de materia gris en el Córtex Prefrontal, por tanto tiene un mayor potencial para procesar la información.

Las conexiones que unen el Hemisferio Derecho e izquierdo, el Cuerpo Calloso, es más grueso en ella, permitiendo un mayor tráfico de datos entre hemisferio creativo y lógico. En cuanto al dolor físico, ella lo soporta mejor que el hombre. Su cuerpo es más resistente a las enfermedades, la esperanza de vida en ella es superior, el estrés le afecta menos.

El hombre es más propenso a producir cortisol, la hormona que se ocasiona como respuesta a situaciones de estrés. Dicha hormona, entre otras consecuencias, llega a afectar el sistema inmunitario, y reduce la cantidad de testosterona (seguridad, desempeño, intimidad), incrementa la grasa abdominal y aumenta los niveles de azúcar en la sangre.

En la mujer parte del hipotálamo, relacionado con el comportamiento sexual, es 50% más pequeño que en el hombre, por lo que mientras el macho anda buscando procrear con hembras de buen atractivo físico y juventud, a ella le mueve el afecto y la estabilidad financiera.

Ciertamente, la mujer se deprime con más facilidad, sufre crisis emocionales y cantidad de intentos de suicidios, pero mayor número de psicópatas son masculinos y con éxito en sus suicidios. En defensa de lo indefendible, podría informar que el cerebro del hombre es más grande que el de la mujer, sin embargo, con un cerebro más grande... hacemos menos.

Observaba hace poco un video donde una princesa besaba a un sapo, pero el anfibio no se transformó en príncipe, por el contrario, la princesa se transformó en una rana. Eso resulta más ajustado a lo que seguramente pudiera suceder en la realidad.

No tendría nada de extraño que las realidades te las transformen en cuentos, de tal manera que la narración sea tan atractiva, que despierte mayor interés que la obnubilada realidad.

¿Es factible totalmente que ella al besar un sapo vea a un príncipe? Si.

Hay un sapo, conocido popularmente como sapo Bufo, pero se llama *Bufo Alvarius.* Su hábitat es el suroeste de los EE.UU., específicamente por California, Arizona, Nuevo México y al noreste de México, en Sinaloa. El sapo Bufo produce en sus glándulas *Bufoteina,* un alcaloide con efectos alucinógenos. Contiene la molécula 5meO-Dimetiltriptamina (5meO-DMT), la que está también presente en las semillas de la planta ¨*Anadenanthera peregrina*¨ (Yopo), usada por chamanes en rituales como enteógeno, "medicina" para ocasionar un estado alterado de la conciencia en sus rituales.

El 5meO-DMT se cree, pues hay pocos estudios al respecto, que lo produce el ser humano en dos situaciones en la vida; en el feto al nacer y luego al morir, produciendo un estado de relajación y alucinación. De allí que personas que han estado al borde real de la muerte, luego informan de haber visto un túnel con una luz, sumado a un estado total de paz. Es el efecto del Dimetiltriptamina, similar a lo que sienten los que en Sonora, luego de sintetizar la molécula del Sapo Bufo, lo fuman.

A la mujer simplemente se le crea una realidad condicionada, donde le es escondida la felicidad mientras habita en una cárcel de color púrpura. Cuando la hembra se da cuenta de ello, mucho tiempo de sus años de vida ha permanecido allí, y gran parte de sus sueños lentamente se transformaron en quimeras. Es en ese instante donde Ella reflexiona, y debe someter a su juicio su felicidad secuestrada y su realización plena bloqueada.

La infinidad de prejuicios inculcados durante su niñez, en muchas oportunidades llevan a la mujer a "sacrificarse", bajo el erróneo concepto de demostrar su amor, inmolándose a cambio del "bienestar" material para sus hijos. Sumado a ello, también cobra vida el sometimiento a una "zona de confort" o área de comodidad, donde los miedos para aceptar la nueva realidad y tomar decisiones propias, le impiden arriesgarse.

La zona ¨púrpura¨ está en tú mente, la has construido enteramente sobre lo cotidiano y lo ordinario, donde ya estás acostumbrado como humano a ejercer tu rutina bajo el "control" de lo conocido, y todo fuera de ésa área por inexplorado te genera pánico.

Ella fue sometida por un espejismo de felicidad y autorrealización, donde el hombre a través de generaciones fue condicionado para hacer el papel de victimario. Al final ambos, hombre y mujer, resultan víctimas inocentes en la cruel cruzada para dominarla a ella, anular a la familia y sobre todo controlar a sus hijos. Éstos últimos vienen a ser el futuro hombre y la futura mujer, de allí que en la época moderna se les condiciona desde el vientre, de esa manera se garantiza que la mayoría de ellos al crecer, sean parte de esa burbuja púrpura.

El púrpura tiene relación con la localidad más importante de la civilización fenicia, me refiero a la milenaria ciudad de Tiro, fundada en 1.300 a.C., en la costa oriental del mar Mediterráneo, es en la actualidad parte del Líbano.

La ciudad de Tiro, para ese momento era una localidad fuertemente fortificada con muros de más de 40 metros de altura, allí producían los antiguos fenicios la ¨teñidura imperial¨, un magnífico y hermoso tinte de color púrpura. Tan impactante, que incluso en la mitología griega y romana se hizo leyenda cuando *Helena de Troya* lo notó en el hocico de su perro, tal como nos lo refiere *La bitácora de Humbolt*, a saber:

"Helena se encontraba paseando con su perro por la playa de Troya, donde permanecía cautiva. El perro comenzó a mordisquear un caracol marino que las olas habían arrastrado hasta la playa, y el hocico se le tiñó de un precioso y desconocido color, parecido a un violeta rojizo intenso que llamó la atención de Helena.

Hechizada por aquel maravilloso color, hizo que le tiñeran un vestido con él, dando comienzo a la increíble historia del Púrpura y convirtiéndose en la privilegiada que por vez primera lució, la que sería la más distinguida de las vestimentas. Según otra leyenda fenicia similar, fueron el dios Melgart y la ninfa Tyrus quienes realizaron el descubrimiento en una playa de Tiro... No resulta extraño, que en la antigüedad se sintiesen fascinados por el color Púrpura, un color insólito y de inusitada belleza, que aunque a veces es confundido con distintos tonos del violeta, no tiene nada que ver con él.

La ciencia moderna ha desentrañado un fenómeno, que explicaría por qué ha despertado tanta fascinación a lo largo de la historia. A diferencia de otros colores similares (violeta, morado, magenta o granate), el púrpura no es un color espectral, sino una mezcla de distintas tonalidades de rojo, azul, violeta y negro. Las tonalidades púrpuras son colores extra-espectrales; de hecho el púrpura no estaba presente en la rueda de color de Newton, aunque actualmente en las ruedas modernas se encuentra entre el rojo y el violeta. Por consiguiente no hay una longitud de onda que pertenezca al color púrpura, ya que solo se produce por dicha mezcla. Por ello, y debido a variaciones en la distribución de los conos receptores de los espectros azul y rojo en la retina humana, entre unas personas y otras existe distinta sensibilidad a la hora de percibir el púrpura.

Ante un mismo color púrpura, unas personas lo percibirán más cercano al azul, otro más cercano al violeta y otro más cercano al rojo. Explicaría que la atracción ejercida por este color no es igual en las personas y no exista acuerdo entre los estudiosos de la teoría del color a la hora de clasificarlo.

Si a ello se le unen unas características químicas que lo convertían en prácticamente inalterable, su insuperable capacidad para fijarse a los tejidos y unas fuentes de producción extremadamente caras y limitadas.... Existen crónicas que describen el barco real de Cleopatra, la reina de Egipto, con el velamen teñido en Púrpura de Tiro, en un fabuloso alarde de suntuosidad.

Fue el artículo de lujo por antonomasia para los romanos existiendo factorías por toda la ribera mediterránea, algunas de ellas muy famosas como la de Malta, aunque ninguna adquirió tanto prestigio como la de Tiro, en Líbano.

El extraordinario pigmento producido en Tiro, también conocido como Púrpura Imperial o Púrpura Antigua, se convirtió en el imaginario clásico en sinónimo de magnificencia y de lujo, utilizándose exclusivamente para teñir túnicas ceremoniales.

La obstinación de los emperadores por reservarse su uso llega a extremos exagerados como los de Nerón, que decretó la pena de muerte a quien infringiese la ley que prohibía al común de los mortales vestirse con él. Vitrubio lo considera "el color más precioso y agradable a la vista" y Plinio el Viejo, en su Historia Natural afirmaba que "…la tonalidad de Tiro… se considera de más alta calidad cuando tiene exactamente el color de la sangre coagulada poseyendo, para que el que la ve, un matiz negro, pero con una apariencia brillosa al ser expuesta a la luz". Plinio también asegura que el Púrpura del norte del Mediterráneo es distinto al producido con el múrice del sur. En ocasiones se mezclaban púrpuras de distintos orígenes para obtener unas tonalidades u otras, e incluso en algunas épocas llegó a mezclarse con tintes más baratos, como Quermes (cochinilla) o Índigo."

http://labitacoradehumboldt.blogspot.com/2010/11/purpura-de-tiro.html

Los antiguos fenicios, extraían el tinte púrpura de las glándulas branquiales del *Murex brandaris*, un caracol marino. Era un tinte extremadamente apreciado en la antigüedad y valorado más que el oro. Para producir únicamente 60 gr. de teñidura púrpura, se requería un kilo de glándulas branquiales, lo que equivalía a 50.000 moluscos. Por cada gramo del colorante se debía pagar aprox. 15 gr de oro. En otras palabras, para usar los 60 gr de tinte púrpura se debía disponer para comprarlo ¡casi de un kilo de oro! y para teñir un kilo de lana a ser usada en confeccionar una túnica ceremonial, era necesario usar 200 gramos del tinte, por lo que se debía disponer de…3 kilos de oro. De allí que dicho tinte o color, se denominara púrpura real o púrpura imperial, por ser un artículo de lujo que únicamente para entonces los reyes y emperadores poseían la capacidad económica para comprarlos y usarlos.

El color púrpura seducía y hechizaba, envolvía a quien lo portara en una mágica sensación de estabilidad y poder. Sin embargo, tanto reyes como emperadores, se abrigaban con dichos mantos para disimular problemas, carencias, padecimientos, etc. El manto púrpura les endosaba lujo y poder, pero nunca les dio felicidad.

De modo similar, la sociedad te envuelve en una burbuja que te aísla de la realidad, te secuestra tus sueños y te supedita a emociones desconocidas. Mayormente tu habitas en una *burbuja purpura*, en la cual los demás pueden ver desde lo externo que tienes una vida estable económicamente, exitosa, con ambiciones materiales logradas y necesidades básicas satisfechas.

Tú también te dejas envolver en ese hechizo y empiezas a vivir en una ilusión de vida soñada, donde en realidad te llegan sólo migajas de felicidad. Tus temores te llevan a permanecer allí y lo transformas en una zona de confort, pero en el fondo tú sabes que pierdes el tiempo, que tu vida pasa mientras justificas de diversas maneras un verdadero sacrificio.

Al final, solo cuando sucesos inesperados te llevan a tocar fondo, descubres que has permanecido alejada(o) de tus metas reales y en permanente manipulación. Sin embargo, tú lo sabías o intuías, pero no lo aceptabas y te negabas a tomar decisiones.

No resulta tan importante que te lamentes por la cantidad de años que puedas haber perdido de alguna manera, pues eso ya es parte de tu pasado, el pasado no lo puedes cambiar y menos aún recuperar. Lo trascendental que debes hacer, es agradecer el hecho que lo sucedido en tu vida te permitirá tomar las riendas de la misma, siempre y cuando accedas a aceptar la realidad, sin resignarte a ella cuando es perjudicial, pero debes aceptarla, asimilar los sucesos como nuevas experiencias y avanzar. No desprecies esos momentos que te han marcado o te han llevado a sufrir, aprovéchalos al máximo para iniciar una nueva etapa que te llevará a ser mejor, a superarte (si compites contigo mismo) para encaminarte en logros reales y sostenibles en el tiempo.

Si no eres feliz, no esperes tocar fondo. Tú no necesitas que sucesos extraordinarios muestren, que el bienestar que te rodea lo constituye un hechizo de felicidad. Es hora de salir de tu burbuja púrpura, donde no tengas que pagar con tu vida y menos con tu tiempo, esa ilusión de felicidad. Es vital aceptar la realidad, confróntala, acéptala y toma decisiones que redunden en un bienestar pleno.

La necesidad de enamorarse de la vida

Recientemente ella había cumplido y festejado sus 77 años de edad, le habían acostumbrado, como a todos; *celebrar el tiempo ya transcurrido y permanecer indiferente del que podía quedarle de vida.* Ella había huido de su hogar 47 años atrás, cuando tenía treinta años y habitaba en una casa hermosa e inmensa donde tenía un comercio que le proporcionaba bastantes recursos, para sí y su familia. Sus ocho hijos permanentemente le acompañaban y de vez en cuando su esposo, cuando él recordaba que también habitaba allí. Sus días transcurrieron atendiendo su comercio, su casa, a sus hijos y también atendiendo diligentemente a su marido.

Él permanecía ausente de su hogar incluso cuando estaba presente, era un *ausente emocional,* por tanto, no brindaba amor a sus hijos ni apoyo a su esposa, y por el contrario, aprendió en su ruda crianza a demostrar su afecto con frialdad. Normalmente regalaba a su esposa, en su cumpleaños, un obsequio costoso que regularmente servía para cocinar o para asear la casa, pero así aprendió a demostrar su amor. Era un hombre serio y tranquilo que cada vez que ingería licor se transformaba en un padre cariñoso para sus hijos y esposo celoso, intolerante, abusador y maltratador para ella.

Inicialmente con cada nuevo amanecer él le ofrecía disculpas por cada humillación que le ocasionaba, ella siempre perdonaba. Aprendió a justificar su maltrato por la embriaguez y a absolverle como otra actividad rutinaria del hogar, desde ese instante pasaron a ser constantes los maltratos.

Ella se encontraba entre la espada y la pared. Le gustaba el sitio donde vivía, las comodidades que le rodeaban, su comercio que le proporcionaba buenos ingresos, la compañía de familiares que la visitaban y el calor de sus hijos. Eran muchas cosas buenas que poseía, incluso casi siempre pensaba era una mujer privilegiada por todo lo que tenía, veía que la mayoría de otras que le rodeaban carecían de muchas cosas. Tenía estabilidad producto de su esfuerzo y eso le proporcionaba seguridad la cual era perturbada por él. Buscaba anularla y destruir su autoestima, por eso siempre gritaba e invalidaba sus logros y bienestar, le robaba su paz y tranquilidad. Ella soportaba ¨por sus hijos¨ a pesar que ellos nunca le habían pedido que se sacrificara. Una noche lluviosa sintió en su cara los golpes y al día siguiente no le pidieron perdón, tampoco sus hijos preguntaron el porqué de su cara hinchada. Ella recuerda que su matrimonio fue de muy joven, apenas cumplía 14 años, nadie cuestionaba pues para entonces esa era la tradición. Una nueva vida arropada de *sincretismo cultural* y también por amor. En su momento ella le amó y se desvivía por él, valoraba incluso más la vida de él que la de ella, así le inculcaron en su casa que sería una buena mujer y una mejor esposa. Su hombre en ese entonces fue atento con ella, la cuidaba, le hacía sentir cosas emocionantes.

Todo con el paso de los años había cambiado o tal vez siempre fue así, pero ella nunca lo notó. Ya él regresaba muy poco al hogar, curiosamente eso le daba tranquilidad y su vida comenzó a hacerse soportable, casi se acostumbra a esa nueva etapa de ¨tranquilidad¨. Hasta que una madrugada él abrió la puerta de la habitación, llegó ebrio y reclamaba poseer cual fiera en celo a su hembra. Ésta vez ella se defendió pues no consentiría más abusos, sin embargo, recibió más golpes, nuevos abusos y más humillaciones.

Al amanecer él permanecía en el ¨hogar¨, ella físicamente también sin embargo era tanto el estrés, la frustración y una depresión latente que la llevó a un límite: anhelaba escapar de la realidad y despersonalizarse, pensó por instantes en la paz que proporciona la locura. Pero estaba **enamorada de la vida** y **tenía propósitos**, a pesar de los sufrimientos **tenía metas** y no las olvidaba. Algo en su mente cambió, comprendió que era mucho más lo bueno que le rodeaba, demasiado tal vez y muy poco era lo malo. Ella debió poner límites a tiempo, pero tanto la sumisión como el miedo inculcado, había permitido que algo pequeño se transformara en un monstruo descomunal.

Ese día tomó conciencia que su enemigo no era él, eran *sus temores sumados a inseguridad e incertidumbre*, no venían al nacer, pero fueron infundidos, necesitaba delimitar pues ya estaba de por medio su vida.

Comenzaba a enfrentar sus inseguridades y aceptaba la cruel realidad. Pasó todo el día meditando, analizando las alternativas que tenía para solucionar. Una opción era quedarse, confrontar aquel ser y hacerse daño mutuamente, también podía huir de allí. Eligió la última opción y pidió ayuda a sus familiares, eligió una noche que él llegó ebrio, no cerró los ojos y esperó el cantar del primer gallo. Tenía mucho temor pero intuía que era inevitable, percibió que **tener miedo no podía ser malo** pero **permanecer sin hacer nada sí.**

Sin duda la pobreza lleva rostro de mujer, en mi libro *NeuroMilitarmente* amplío mayormente éste tema, te citaré el extracto que completa este relato:

"Abordó aquel taxi que esperaba y le llevaba a un rumbo para ella incierto, pero sin duda mejor. Fue entonces cuando presionó los dientes sin notarlo, su ceño se frunció forzado por el dolor y sin poder evitarlo un desgarrador grito de madre desesperada salió desde su alma, sintió como aquel volcán en erupción de sentimientos emergía desde su corazón, apreció el temblor en su cuerpo tan solo presente cuando ella abrazaba en casa a la nostalgia, a la soledad y ella a su vez era acariciada por una intensa ausencia.

El silencio nuevamente se hizo presente e inundó el entorno, a pesar que ella pensaba y pensaba durante esa infinita noche, en aquel largo viaje que la llevó a Caracas, nunca recordó lo que meditaba, como tampoco en lo adelante nunca faltó alimentación a su pequeño, ni una cama tibia. Sin embargo fueron muchas e interminables, las noches que ella no probó alimentos, tal vez el llanto no se lo permitía, quizás el cansancio luego de una dura jornada lavando baños, habitaciones, pasillos y pisos en un hospital en la mañana y otro durante la tarde. Aquel llanto no era por comida, menos aún por el trabajo incesante y mal remunerado, eso es superficial para una mujer humilde. La pobreza integral las domina solo temporalmente, ellas no fracasan, únicamente buscan múltiples modos de ser exitosas. Ella simplemente no comía, porque lo poco que lograba solo alcanzaba para alimentar a su hijo, sin embargo, nunca lo mencionó.

En medio de tanta frustración, cada lágrima era un aliento y su hambre fue de progreso. Un día amaneció sin su hijo, pues hasta su tiempo para ser madre le fue arrebatado, tiempo transformado en trabajo de día para dos hospitales y estudio durante la noche. Su hijo quedó bajo el cuidado de un hermano y su esposa, mientras ella conseguía un techo propio, que para el momento era inalcanzable, incluso imposible le resultaba comprar el más humilde de los ranchos [casa humilde en favela] de la capital."

Fuente: Libro NeuroMilitarmente. Simón Colmenarez. Alemania. 2017. p. 47.

Migrar a otra ciudad no fue fácil, el tiempo aunque lento, pasó y ella se organizó nuevamente. Procreó producto del nuevo amor dos hermosas niñas. Iniciar de cero fue necesario. Nunca olvidó lo sucedido pues formaba parte de su memoria, aunque siempre perdonó y con eso ganó en ella paz. Continuó enamorada de la vida, había descubierto nuevos problemas y seguramente otros siempre se presentarían, pero también aprendió que los podía enfrentar, **un paso a la vez** sin dejar de avanzar, **enfocada en la meta** y **en tranquilidad.**

Ella sentía serenidad y de ese modo llevaba su vida, la felicidad le acompañaba y en tranquilidad asumía los nuevos retos que se le presentaban, en calma analizaba y solucionaba. A veces entristecía y lloraba o sentía temor ante lo nuevo, muchas otras al emprender fracasaba, aprendía la experiencia e intentaba nuevamente. Continuaba seducida por la vida y todo lo experimentado que formaba parte del existir, lo tomó con sosiego. De éste modo los últimos 47 años la felicidad no le abandonó jamás.

Ella, un *coach* natural de superación, perdón y bondad. Un ejemplo de ser emprendedor y conquistar metas, vida con propósito y, con o sin temores enfrentar en éste mundo lo inhóspito. De ella aprendí valores, también me mostró que la suerte no existe, el éxito se edifica y la felicidad va de la mano de la serenidad y no de la carencia de dificultades. Gracias a ella respeto y valoro infinitamente a la mujer, se llama María, es el génesis de mis remembranzas.

María nunca deja de enseñar, desde finales de 2017 me encontraba en Europa, conversamos por teléfono con el año nuevo estando yo en Venecia, finalizaba allí mi libro *"Las Sociedades Secretas"*. Luego de saludarme, inmediatamente me pidió que llamara a mi padre pues su salud no estaba bien. Desde que le recuerdo siempre fue así, nunca me habló mal de él, siendo ella muy joven **perdonó para así estar en paz**.

Una explicación muy franca sobre el rencor y perdón, está en la frase que se atribuye a *Buda*, dice así: *sentir resentimiento y odiar es como tomar veneno y esperar que sea la otra persona quien muera.*

Luego de publicada mi obra retorné para Alemania, donde estaba residiendo. Ya era rutina al levantarme observar mi móvil para leer las noticias de Sudamérica, sobre todo por las cinco horas de diferencia. El 7 de febrero, al despertar éste mensaje me aguardaba: *"Hermano, hoy falleció nuestro padre, a la una de la madrugada en Venezuela".*

Eran las 6 a.m., en *Dusseldorf*. A pesar que yo poco o nunca menciono ni muestro por redes mi familia, por seguridad de ellos y por costumbre mía, mes y medio antes (el 16.12.17) yo había publicado un *post*, bajo el título ¨*Enfoque desde el Rhin*¨, y hablaba de él. Decía lo siguiente: *Hace poco mi papá biológico cumplió 89 años, poco o casi nada compartimos en la vida. Lo traigo a colación pues sé nunca hizo dietas, tomaba bastante licor, trasnochos, azúcar refinada, carnes rojas y mucha grasa saturada durante su vida, realmente podría pensar que hizo y cumplió todo lo necesario para asesinar sus células sanas y estimular-alimentar las cancerígenas, para no estar vivo.*

Al observar posteriormente en la red una foto más actual de él, me sorprendió lo bien que se veía ¿Será que la ciencia se equivoca entonces? La respuesta la obtuve de mi madre, su vida estuvo llena de obstáculos, ella se enfocó firmemente en ser feliz y la felicidad le otorgó más de lo que la existencia le había arrebatado. Así entonces comprendo porque lo espiritual supera a la ciencia, mi padre se notaba bien, fue feliz en su mundo y en esa etapa de su vida estaba en paz consigo y eso supera a la ciencia.

En ese *post*, puse la foto que había tomado en *Bélgica*, referida a la mano que perdió en batalla el Gigante *Druon Antigoon*. Para ese instante acompañé la gráfica con el siguiente texto: *"Me contenta saber que mi padre estaba en tranquilidad, se marchó en paz y sobre todo junto a él, sus dos manos. La serenidad sana heridas, construye puentes y crea caminos."* Ambos, ella y él fueron víctimas de una deformación cultural, conformada por adaptación al medio con acciones derivadas de un pensamiento previamente condicionado.

Tanto el hombre como la mujer desde niños están llenos de amor, afecto, curiosidad, nobleza, perdón. Ellos no conocen de odio y menos aún de venganza o envidia, el adulto con su ¨ejemplo¨ les condiciona y con su orientación les inculca nuevos modos de conducta. Fíjate que los niños se pelean al jugar, pero al poco momento están de nuevo juntos saltando y compartiendo, allí no se cosecha rencor ni venganza.

Independientemente cual sea tu realidad, debes tener el propósito de vivir en armonía como ser humano, contigo mismo. Cada día desde que tú despiertas la hermosa existencia te rodea: los árboles, el aire, los animales, los aromas, familia, detalles, salud física, etc.

Tu eres dueño de cosas únicas y muy valiosas, pero normalmente no las ves o no las aprecias. Nos enseñan que éxito y felicidad van de la mano de poder económico y de logros materiales, la vanidad sustituye a la humildad como valor dando paso en ti a la soberbia. Nada más alejado de la realidad, mientras más pronto lo descubras e internalices, más cerca estarás de construir tu felicidad, y digo la palabra "construir" pues debes edificar en ti nuevos paradigmas que permitan comprender que la felicidad es un estado mental, independiente de tu situación económica y material. Pero cuando esos conceptos se mezclan, entonces tu tranquilidad se hace dependiente de tus logros económicos y materiales. Por el contrario, es tu ecuanimidad la que te va a permitir racionalmente generar soluciones a tus múltiples problemas, permanecer enfocado en tus metas y obtener los logros materiales que seguramente anhelas.

Había una vez un aldeano humilde de corazón puro, para él cada acontecimiento y lo que lo rodeaba era parte de la existencia. Lo vivía a plenitud y no permitió que sus tradiciones fueran sustituidas por quimeras. Por el contrario, enalteció las costumbres luego de conocerlas. De ese modo en su existencia, por ruda que fuera producto del impacto de carencias económicas, se llenó de inspiración. Le resultaba una poesía el sonido del arroyo cuando las aguas huían, también el canto de aves que le acompañaban, igual el silbido del aire cuando por el bosque acariciaba a las ramas de los pinos. Musa fue también el fuego del sol, cuando transformado en rayos la piel le incineraba.

Luego de la ruda faena se permitía sentir en cada célula el descanso a la sombra de algún árbol aromático. La vida silvestre se le tornó lírica y doctrina de su existencia. Así le hechizaba el campo que seduce a los lugareños, quienes creían que conquistaban a la naturaleza dejándose querer por ella, pero no notaban que sólo sucumben a sus dulces y sanos encantos.

Él se llamaba Fernando, nació en 1955 en un pueblo rural, "El Brujito" en la Provincia de Artemisa. Era hijo de un obrero carbonero, un oficio muy duro que consistía en cortar suficiente madera del bosque, llevarla en hombros hasta un horno casero para quemarla. A veces duraba varios días en la carbonización para luego sacar el producto del horno, refrescarlo y llenar varios sacos. En ésta actividad, al llegar a escasear la madera, era normal que las familias tuvieran que migrar a otro bosque, fabricar una casa y también un nuevo horno para lograr producir más carbón vegetal, el negocio que les permitía el sustento del hogar.

Así transcurrió la infancia de Fernando, a él le encantaba su casa de madera, el arroyo que estaba cerca, también las matas de café que luego de tostado inundaban con un sublime aroma que se apoderaba de todo el patio. También era recurrente las reuniones donde alguien tocaba la guitarra, eso enamoraba al niño quien se fijaba permanentemente en cómo lo hacía, luego muchas veces bajaba la guitarra que permanecía guindada en un clavo en la pared, y de memoria practicaba los acordes que vio en los adultos cuando tocaban. La música empezó a enamorarlo también. Era una familia muy humilde económicamente, disfrutaban reunirse en fiestas para tocar y cantar. Fernando no podían siquiera permitirse soñar con estudiar música, menos aún ser profesional egresado de alguna universidad, eso no era parte de sus metas.

Le fascinaba su vida en el campo y disfrutaba todo a su alrededor. Sin embargo, nunca puso la música de lado y aprendió de modo autodidacta a tocar y escribir canciones, poco a poco fue aprendiendo otros oficios, también se dedicó a ordeñar vacas de modo artesanal (con las manos), laboró en el campo como leñador y en las plantaciones de caña de Cuba.

Él siempre disfrutó todo aquello, también se regocijaba en las fiestas locales cuando entonaba algún tema musical, no soñaba con grabar canciones en un estudio ni le interesaba ser cantante experto, mencionó algún momento que simplemente *"estaba enamorado de la vida, de las cosas lindas... un guajiro normal que vengo del monte cimarrón"*, así veía la vida la cual disfrutaba a plenitud a pesar de carencias, desamores y dificultades.

Pasó el tiempo ya Fernando tenía 44 años, aún vivía en el campo una vida llena de placidez. En alguna gaveta de su humilde hogar le acompañaban más de 70 canciones, escritas para expresar su poesía. Un día *José Da Silva*, productor musical presidente de *Lusáfrica* dio con él, le escuchó cantar y le propuso grabar en su sello musical, esa no era su meta ni siquiera su sueño, igualmente aceptó siendo llevado a Colombia para ello. Inmediatamente fue número uno de las listas de popularidad en centro y Sudamérica, superando a cantantes profesionales con trayectoria, tales como: *Juan Luis Guerra, Alejandro Sanz, Juan Gabriel y Ricky Martin*. Muy pocos lo conocían, ni siquiera en Cuba sabían de su existencia.

Únicamente era conocido en su caserío, desde niño lo llamaron Polo y así se quedó... Polo Montañez *"un campesino a quien el éxito lo tomó por sorpresa"*, pero la felicidad lo había acompañado siempre.

Con su primer CD ganó un disco de Oro y de Platino por la cantidad de ventas. Esa parte de su vida sólo duró tres años, falleció en 2002 a los 47 años en un accidente automovilístico, en La Habana.

"Colombia, México, Francia y otras naciones de América y Europa, vibraron con sus temas románticos, nacidos de amores infortunados, y bailaron hasta el cansancio con sus bachatas, sones y guarachas, interpretadas con un estilo muy peculiar.

Unas 100 letras dejó el compositor autodidacta, nacido en un pueblo nombrado El Brujito, en las montañas de esta provincia, donde de pequeño amenizaba guateques populares junto a su padre y hermanos, todos integrantes de una pequeña banda familiar.

Entre la curiosidad y la nostalgia, decenas de personas llegan cada día hasta su vivienda en Las Terrazas para ver nuevamente, o por primera ocasión, su guitarra de madera, los discos de oro y de platino, fotografías, trajes que usó el intérprete en giras internacionales, sus botas altas y el sombrero blanco.

´No logro entender del todo lo que está ocurriendo, nunca imaginé que podría vivir una experiencia así, es demasiado para mí, pero de algo

estoy seguro, soy el mismo a pesar de la fama´, confesó Polo en una de las últimas entrevistas concedidas.

Sus letras son interpretadas por celebridades del mundo del espectáculo como Marc Anthony [Flor Pálida] y Gilberto Santa Rosa, en el más insospechado cabaret bailan y corean melodías como Un montón de estrellas, mientras entre copas otros hablan de su carisma, tanto en escena como en la vida privada."

Fuente: http://cubainformacion.tv/index.php/cultura/53375-en-artemisa-recuerdan-vida-y-obra-del-musico-polo-montanez

Te quise contar ambas historias, porque en ellas está presente el **amor por la vida** que lleva a querer lo que hacemos, eso nos llena de bienestar, tranquilidad, alegría y realización. *María* confrontó miedos y escapó de su burbuja púrpura, Polo no estuvo en una zona de *confort*, desde niño amó cada vivencia y lucho contra los retos venciendo las miserias humanas, incluso las ganancias por sus éxitos los donó para comprar instrumentos musicales para niños de escuelas, porque… él ya era feliz.

Conocer y controlar a tus emociones te ayuda a generar logros. ¿De dónde surgían las canciones de Polo Montañez? él lo mencionó: ´Yo me inspiro en el momento en las cosas que voy sintiendo, que voy pasando por una emoción de cualquier tipo, un sentimiento. Y si no lo tengo, pues me lo invento y entonces hago una canción. **Tus emociones son tu principal aliado, siempre y cuando tú las controles a ellas y de modo consciente generes acciones voluntarias.**

Debes tener presente que no depende de ti lo que sucede en tu entorno, por tanto, siempre vas a estar expuesto a situaciones que afectarán a tus emociones. Hay que capacitarse, tanto para la toma de decisiones como para ser dueño de las emociones. En los siguientes capítulos te enseñaré de modo pragmático cómo hacerlo, allí inicia tu camino para **comprender la felicidad.**

Un gran error que cometemos es pensar que la tranquilidad está en la ausencia de situaciones negativas en la vida, estar totalmente satisfechos, realizados y libres de cualquier problema. Eso no es así, pues **la felicidad es un estado mental**, es interno. Mientras que las emociones positivas o negativas, tales como: alegría, ira, tristeza, miedo y repugnancia, son reacciones psicológicas y fisiológicas por estímulos que recibes. Tu cerebro siempre va a recibir estímulos que desencadene en diversas reacciones conductuales.

Ser feliz es alcanzar un profundo estado de serenidad, a pesar de la diversidad de escenarios emocionales que tengas y sus realidades externas. No es la ausencia de tristeza, rabia, frustración, dificultades, etc. Si tú consideras que estar feliz es estar sosegado en todas las situaciones, serás un ser humano que en un estado de tranquilidad sientes y maniobras, en las diversas circunstancias y emociones (positivas o negativas) que se presenten.

En un programa de televisión llamado ¨*Ratones Coloraos*¨ de Canal Sur, una joven del público preguntó al terapeuta argentino *Jorge Bucay:*

¿Por qué nos cuesta tanto ser felices?

A lo que el interpelado le respondió: ¿Y tú sabes qué es ser feliz?

Un estado de plenitud absoluto. Respondió ella.

Él le aclaró: Quizás a la gente le cuesta ser feliz por eso, porque en realidad cree que la felicidad tiene que ver con estar conforme con todo, cree que la felicidad es estar alegre y contento, porque cree que la felicidad es pasarlo bien. Si pudiera darme cuenta que ser feliz es estar sereno y que esa serenidad se obtiene cuando uno está en el camino que uno eligió. No cuando le va bien en ese camino. Pero esperamos tanto de la felicidad que lo hemos vuelto imposible, porque lo definimos hacia un lugar que lo vuelve imposible…la felicidad es algo que ocurre de la piel para adentro, no de la piel para afuera.

Cuando el *animal racional* o el irracional nacen, la felicidad ya le acompaña, porque estamos en tranquilidad. Pero en el humano muchas funciones son desaprendidas cuando se le sugestiona una realidad forzada, hasta los sentidos dejan de funcionar a plenitud.

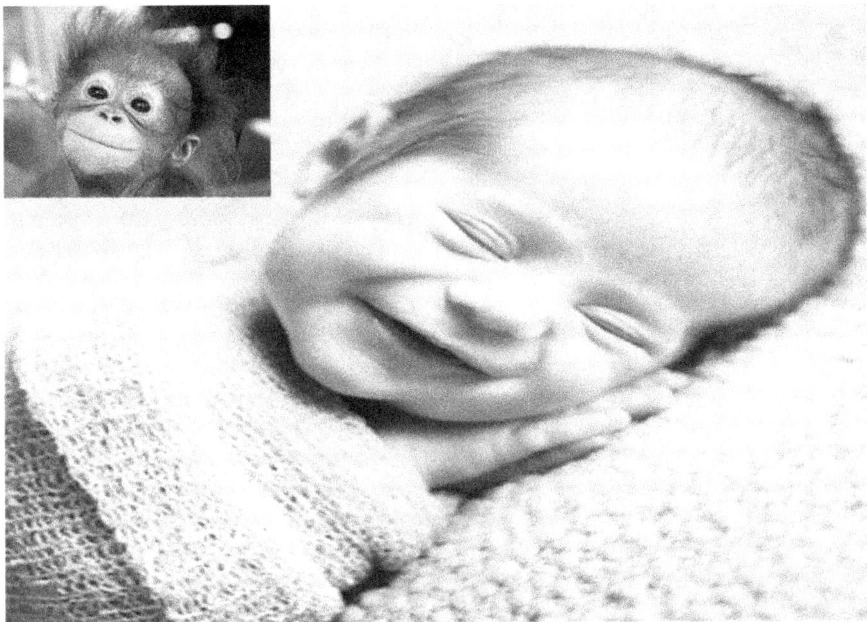

Fuente: Conferencia Sensorial "Mente Maestra" del autor.

Tus logros materiales te van a dar calidad de vida, pero el bienestar Interno solo te lo otorga la satisfacción mental que es resultado de tener serenidad, independientemente de tu situación económica y emocional, y eso es la felicidad.

IV
CÓMO SE HACKEA LA COGNICIÓN

En mis conferencias es común que al finalizar, muchas personas se me acerquen y consulten algún tema y sobre todo, me pregunten cómo hacer para profundizar la información recibida. Muchas de ellas han visitado especialistas en psicología, en terapia de parejas o son profesionales del tema, pero consideran que en la información de mis *master class* ven las cosas "*más claras*". Entre todos esos momentos puedo referirte cinco situaciones que me permitirán profundizar en la diversidad de acciones en las que podemos caer, llevándote a tener acciones inconscientes o manipuladas, lo que te transportará al mismo resultado: mantenerte alejado de tu realidad.

1. Transformando emociones en una prisión

Sobre los cinco momentos que te mencioné más arriba, el primero fue con una dama de mediana edad, bastante elegante y fusionada emocionalmente con los asistentes. Estaba sentada en la primera fila del teatro, donde aproximadamente 800 personas atentas también escuchaban. Pero desde la mitad de mi intervención, sentí como a ella le afectaba mi explicación, le veía conmovida. Al finalizar mi participación ella seguía inmóvil, la observé fijamente al tiempo que se sumergía en una crisis nerviosa, había colapsado mentalmente. Los estímulos psicobiológicos de mi presentación al trasladarla a un escenario psicológico-sensorial la expuso a una realidad aumentada. Me explico, ella fue enteramente consciente de lo que formaba la mayor parte de su tiempo, a saber: ansiedad, pánico, tristeza, dolor, frustración, apatía, culpabilidad, remordimiento, fatiga y más. Esa era su realidad, sin embargo, al salir de su hogar se lo negaba a sí misma, para dar otra impresión a sus compañeros de trabajo y familiares. Me acerqué hasta donde estaba, la abracé y cual volcán en erupción su llanto explotó, esta oportunidad ella no pudo escapar a su realidad. Parte de su llanto no era por desconsuelo, era frustración y dolor por el tiempo perdido. Había percibido que era posible sanar, resultaba factible retomar el control de su vida, acababa de sentir y conocer herramientas. Descubrió que la solución a sus problemas y miseria estaba en sus manos… siempre fue así, pero ella no lo había notado.

En todas mis conferencias la mujer ocupa un espacio relevante, yo explico en línea del tiempo desde las áreas: sociológica, geopolítica, económica, jurídica, psicológica, neurológica y de conflictos no convencionales, el papel puesto a la mujer. Uso técnicas de súper-aprendizaje unidas a efectos psicológicos y visuales, lo que convierte al evento en una ¨*Conferencia Sensorial*¨; en gran medida los asistentes sienten lo que se está mostrando y explicando, se excitan los sentidos y activo diversidad de emociones en tiempo real. De manera vivencial el público asistente comprueba que es real el control de humanos, de la misma manera como sucede en nuestra vida cotidiana, con la dificultad que normalmente eso pasa desapercibido.

En eventos y conferencias motivacionales mayormente los asistentes salen eufóricos, alegres y muy motivados. El problema es que esa alegría y motivación tiene una duración muy corta y poco efecto sobre la realidad. La motivación en dichos momentos se da por la endorfina liberada a consecuencia reír por la cantidad de chistes que dice el orador, el efecto de dicha alegría no va más allá de 48 horas, a veces antes, desaparece cuando sales del evento y caes nuevamente en tu realidad. Por ello mis conferencias fueron diseñadas con soporte tecnológico y neurocientífico, te muestran tu ambiente real, el que normalmente te cuesta percibir. También se te da múltiples herramientas para que seas tú quien impulse tu bienestar.

Cuando te anclas a las cosas que no debieron ser, pero que ya sucedieron en tu vida, te conviertes en un ser prisionero en aflicciones, frustraciones y más emociones ¨negativas¨. Se te cambia la percepción y concibes tus problemas como insuperables por tu persona.

Cuando consideras que la solución a tus dificultades es externa a tu individualidad, te inmovilizas. Tiendes a resignarte, sufrir y no progresar. Se te dificulta darte cuenta que todo reside en tú mente, y por el contrario si te retas puedes tomar decisiones y avanzar. Cuando decides mejorar y notas los resultados, te das cuenta que sí es posible y que todo depende de ti.

2. Conocimiento y sabiduría

Estando en una presentación en Nueva Esparta sobre Reingeniería Humana, luego del acostumbrado compartir con el público, una dama bastante distinguida de aproximadamente 45 años, a un costado pacientemente esperaba que las personas que me entrevistaban finalizaran. En su rostro la delataba huellas de mucho llanto. Cuando yo estaba desocupado, otra dama que le acompañaba la acercó hasta donde me encontraba.

- *Ella es la esposa del Gobernador y desea conocerle.* Me dijo.

La saludé sonriendo al tiempo que le dije:

- *Esposa del Gobernador, que bien. Mientras su esposo no mande las fuerzas de seguridad, pues alguien la hizo llorar exhaustivamente.*

La satisfacción estaba presente en su rostro, me abrazó y me dijo sonriendo:

- *Yo soy psicóloga y tengo un postgrado en neurolingüística, pero es la primera vez que siento todo lo que durante años le he dicho a mis pacientes.*

Ella como académica había practicado profesionalmente y muy bien, la teoría aprendida en la universidad, y sin duda había ayudado a mucha gente, pero para ella era únicamente un ejercicio profesional. No se había permitido practicar desde la espiritualidad humana sus conocimientos, ello le habría permitido experimentar una mejor percepción y mayor crecimiento.

Muchas disciplinas académicas no muestran la realidad pues tampoco la ven, en mayor medida **las universidades gradúan excelentes profesionales para ejercer como empleados.** Te llevan a competir contra otros, eso te convierte en individualista y poco o nada emprendedor y por el contrario, muy dependiente. Los profesionales de la psicología ayudan a sus pacientes para comprender y enfrentar los problemas, tener una buena conducta y una salud mental apropiada. Sin embargo, el psicólogo también es marcado por sus propios paradigmas, costumbres, problemas y percepciones inoculadas socialmente. En algunos casos es como el apoyo a parejas con problemas matrimoniales, realizado por clérigos los cuales nunca han tenido una compañera sentimental, pero dominan eficiente y académicamente la teoría.

La psiquiatría trata la consecuencia de una mala salud mental o también los trastornos de la mente. Están capacitados para estudiar, prevenir, evaluar, diagnosticar, tratar médicamente y rehabilitar trastornos de la mente. Éste especialista a diferencia del psicólogo, puede recetar fármacos. Hay enfermedades que requieren apoyo de drogas como la *esquizofrenia* o el *trastorno bipolar*, en otras como en la *ansiedad* y *depresión* los fármacos (ansiolíticos y antidepresivos) bloquean la consecuencia, pero impiden a la persona tratar la causa. A pesar que **psiquiatra** deriva de dos palabras griegas (*psique-íatros*) cuyo significado es más ¨***médico del alma***¨, la medicina moderna resta tiempo al especialista para tratar el alma, y queda a su consideración aplacar con farmacología trastornos y padecimientos mentales.

Tanto la psicología como la psiquiatría son escuelas necesarias, no obstante, a pesar que sus adelantos científicos son fabulosos, en la ejecución profesional se ha estancado en el tiempo. Se limitan a ejercer un servició comercial, no a una atención profesional de mente-cuerpo-alma. Nuevas disciplinas emergen y crean puntos comunes, lo cual crea puentes en la salud mental, por ejemplo la neuropsicología, a saber:

La Neuropsicología es una especialidad perteneciente al campo de las neurociencias, que estudia la relación entre los procesos mentales y conductuales y el cerebro. Constituye un punto de encuentro entre la psicología y la neurología En los últimos años ha recibido un renovado impulso del creciente desarrollo de las ciencias cognitivas (psicología cognitiva, inteligencia artificial, lingüística), de las ciencias neurobiológicas (neuroanatomía, neurofisiología, neuroquímica) y de la explosión tecnológica con las técnicas de neuroimagen (en particular la resonancia magnética, la tomografía por emisión de positrones o PET, el mapeo cerebral y la resonancia magnética funcional) Un neuropsicólogo se ocupa entonces del diagnóstico y el tratamiento de aquellos problemas cognitivos, conductuales y emocionales que pueden ser resultado de diferentes procesos que afecten el normal funcionamiento cerebral.

Fuente: http://www.neuropsicologia.com.ar/la-neuropsicologia/

Como ves el profesional de psicología está limitado a sesiones de interacción y observación de la persona tratada, su examen académico adaptado a la metodología que practique y a la información suministrada por el paciente. El psiquiatra se concentra en tratar la enfermedad mental donde tiene prevalencia, por encima de las costumbres del paciente; la farmacología como herramienta de control de las consecuencias.

Si la persona sufre pérdidas, tales como: separación, fallecimiento, pérdida de hijos, empleo, etc. que le llevó a no tener estabilidad emocional y sumirse en una tristeza, estrés post traumático y ansiedad; posiblemente el profesional de la psicología le escucharía durante muchas sesiones, se permitiría diseñar un programa que lleve a la persona tratada a comprender y superar dicha situación. Como no puede recetar fármacos pues no es médico, se apoyaría con la medicina alternativa, probablemente le incentive a comprar esencias naturales como flores de *Bach* o los populares glóbulos homeopáticos, éstos últimos muy perseguidos por las sociedades médicas que los descalifican por carencia de principio activo, o sustancia con efecto farmacológico. El psiquiatra ante ese cuadro de: tristeza, estrés post traumático y ansiedad se centralizaría en recetarle al paciente, un fármaco inhibidor selectivo de la recaptación de serotonina (ISRS), buscando una reducción en los síntomas que afectan al tratado. Pero al ser medicada la persona se mantiene ausente en su cura, por lo que la causa (no controlar las emociones) estará presente. Sanará el cuerpo, pero no el alma.

Las disciplinas que deben apoyar al humano en la búsqueda de su bienestar emocional, distan unas de las otras, poco trabajan unidas. La célebre y longeva *Aspirina* de la alemana Bayer, que tiene más de 118 años, tiene como principio activo el *ácido acetilsalicílico*; resultado al tratar el ácido salicílico con anhídrido acético y catalizado con ácido sulfúrico, Bayer lo comercializa como:

> ¨*analgésico en el alivio del dolor agudo leve y moderado, como antiinflamatorio y como antiagregante plaquetario en la prevención de enfermedades cardiovasculares, patologías de gran incidencia entre la población*¨

De la aspirina se comercializan aproximadamente 216 millones de dosis diarias, siendo el fármaco más vendido. En caso de la medicina alternativa, una de las más populares es el *Oscillococcinum*, son glóbulos homeopáticos comercializados por los Laboratorios Boiron para síntomas gripales, tales como: dolores de cuerpo, dolor de cabeza, fiebre, escalofríos y fatiga.

En marzo de 2018, investigaciones de la Universidad de Montreal concluyeron que el ¨compuesto principal [de Oscillococcinum] era sacarosa y lactosa, es decir, pura azúcar¨. No obstante los investigadores omitieron que por cada gramo del glóbulo hay 0.01 ml de *Anas barbariae hepatis et cordis extractum 200 K*, que no es otra cosa, conforme al laboratorio homeopático *Iber Home*, que el proceso de autolisis ¨*aséptico de hígado y corazón del pato de Barbarie (considerado uno de los más importantes reservorios del virus gripal), el cual parece contener un microbio, el oscilococo, observado por Joseph Roy en 1.925 pero no identificado por la bacteriología moderna.*¨ Mientras la ciencia médica considera a la homeopatía como *productos placebo*, lo cierto es que son remedios mucho más económicos comparados con los costos de la farmacología, y también con usuarios que presentan mejoras sustanciales a sus padecimientos sin efectos secundarios. Posiblemente te preguntes ¿por qué tomaría alguien microbio para combatir la gripe? La homeopatía se basa en la ley de similitud o semejanza, la cual indica:

"Los elementos parecidos son percibidos como pertenecientes a la misma forma. Nuestro cerebro agrupa cosas que tienen alguna propiedad visual común, como el color o el movimiento."

Entonces la percepción clasifica la información por el grado de semejanza que mantengan los estímulos. Es parte de las leyes de la *Gestalt* que indica que *"los elementos parecidos son percibidos como si tuvieran la misma forma."* *https://psicologiaymente.com/psicologia/teoria-gestalt*

La ciencia suma los nuevos desarrollos y descubrimientos a su patrimonio, pero los subordina a la comercialización, de ésta manera, es más importante la cantidad de dinero que produce la radio y quimioterapia que la cura del cáncer. El científico venezolano Jacinto Convint (1913-2014), desarrolló la vacuna contra la lepra y leishmaniasis, sin embargo la medicina de la industria farmacológica se distancia de quienes anteponen ciencia y salud a los fines comerciales. Éste científico también descubrió la vacuna contra el cáncer de mama. La llamó ¨Vacuna autoinmune¨, la misma se realiza a partir de las células cancerígenas extraídas del tumor del paciente, se combinan con la *vacuna BCG* y solución de *formalina* e inmediatamente debe aplicarse en la misma persona. No puede ser producida y empaquetada en ampollas para comercializarse, es un proceso donde el donante de las células cancerígenas es el mismo receptor de la vacuna recién preparada.

3. El temor al miedo retiene en la zona de confort

Para explicarme mejor lo referente al miedo, quisiera hacer referencia al británico *Aldous Leonard Huxle* persona de la cual yo nunca tuve referencia, por lo menos no en el siglo pasado, me enteré de su existencia hace poco. Sin embargo, tuvo mucho que ver con mi primer empleo en ventas, hace más de treinta años, pero yo entonces no lo supe.

En mi primera experiencia laboral vendía el aprendizaje de inglés por medio de la *hipnopedia,* lo que no sabía es que esa "teoría" no existía, que dicho término era parte de la inventiva literaria de *Huxle* en su novela *"Un mundo feliz"* (Brave New World, 1932).

Apenas me entere de eso me sentí usado, todo ello era una estafa, no obstante investigué más a fondo, lo que me llevó en la novela de *Aldous Huxle* para conocer él que había recreado literariamente un mundo pesimista por venir, el que él percibía y así lo escribió en la novela, que dicho sea de paso es su obra más famosa. Refería él que en el futuro la sociedad no sería libre y no por guerras con armas ni cadenas, me asombró que Huxle hablara de *condicionamiento psicológico* para cambiar radicalmente la sociedad. En la novela se siembran pensamientos a través de la repetición mientras las personas duermen, sobre todo en los niños en su aprendizaje inconsciente.

Me llenó de intriga como en 1932 en una novela, prácticamente se radiografiaba la realidad histórica actual. No obstante, en 1904 le otorgan a *Iván Petróvich Pávlov* el novel de Medicina por su *Ley de reflejo condicionado*, también conocido como *Condicionamiento clásico*. Seguramente es más fácil que recuerdes los experimentos de Pavlov con los perros, donde él vio que dichos animales al ponerle comida salivaban, entonces creó un estímulo reflejo y cada vez que ponía comida hacía un sonido (campana), de este modo por asociación posterior, al sonar la campana el animal automáticamente salivaba.

Podría deducir que Huxle simplemente había incorporado a su novela aspectos del estudio de Pablov, juntó ciencia a la fantasía literaria desarrollada, de alguna manera se recreaba una cultura futura posible. Cabe pensar si dicha novela realmente cumplía méritos por sí sola para ser tan famosa, o simplemente fue posicionada a través del mercadeo para recrear psicológicamente, posicionar y crear la percepción sobre una "realidad" diseñada. En todo caso así funciona la guerra de cuarta generación o Fourth Generation Warfare (G4W), el control sobre la mente humana.

Si bien el experimento de Pavlov fue con animales, el psicólogo estadounidense *John Watson* hablaba de "técnicas de modificación en la conducta", tan seguro de ello que hasta anunció:

> *Dame una docena de niños sanos, bien formados, para que los eduque, y yo me comprometo a elegir uno de ellos al azar y adiestrarlo para que se convierta en un especialista de cualquier tipo que yo pueda escoger — médico, abogado, artista, hombre de negocios e incluso mendigo o ladrón— prescindiendo de su talento, inclinaciones, tendencias, aptitudes, vocaciones y raza de sus antepasados.*

El trabajo más importante de *John Watson*, considerado padre del conductismo, fue publicado en 1920 y denominado originalmente *Conditioned motional reactions*, fue sobre la psicología desde el punto de vista de la conducta, así como la relación entre un estímulo y la respuesta que se genera. Uno de sus experimentos -antiético por demás- fue con un niño, al cual le condicionó miedos.

El experimento de Watson demostró cómo los descubrimientos de Pavlov podían ser usados en humanos. El niño elegido para dicho estudio tenía solo once meses de edad, fue elegido por estar plenamente sano y también por su estabilidad emocional, le llamaron para efectos del experimento *Albert*, el pequeño Albert.

La idea era transferir la reacción de miedo existente por una situación determinada, a otra situación en la cual inicialmente no sintiera temor. Se ponía una rata blanca por la que no sentía temor alguno, delante del niño, inmediatamente se originaba un fuerte ruido detrás de la cabeza del infante al martillar fuertemente una barra metálica, el niño se asustaba y lloraba.

Luego de varios ensayos (condicionamiento), que duraron treinta y un días, Albert lloraba y sentía miedo solo con ver la rata blanca. Por supuesto representaba un modo nada ético de experimentar con seres humanos, algo indigno. La segunda etapa consistía en revertir el condicionamiento, lo cual no se realizó debido a que el niño fue sacado del hospital por sus tutores.

El miedo es resultado a un **estímulo,** coadyuva en nuestras acciones instintivas de sobrevivencia, nos permite **ser prudentes ante un peligro**. Ahora cuando sentimos temor del miedo,

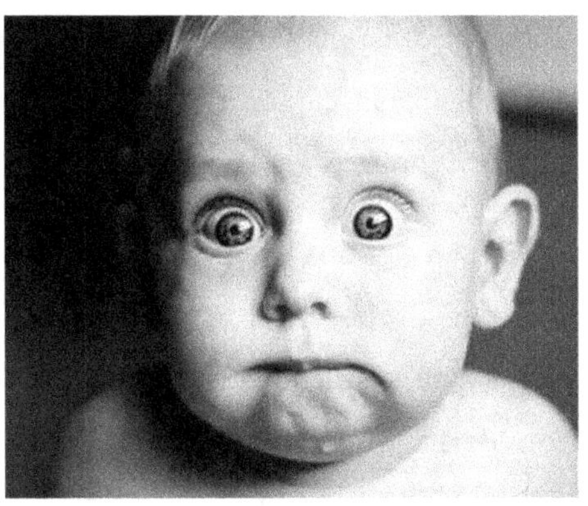

nos paralizamos y no avanzamos, por ejemplo: temor a no ser aceptados, a ser botados, a no ser amados, a no ser reconocidos, a no tener éxito, etc.

El temor a sucesos que ya acontecieron nos resta seguridad, nos llena de aflicciones y nos remite a vivir en el pasado. El temor a lo que te sucede en la actualidad te trae estrés, mientras que el temor por sucesos sin acontecer nos genera ansiedad por suponer lo que podría pasar, nos lleva a ¨vivir¨ en el futuro. Los temores alteran las emociones y nos llenan de inseguridades, nos impiden avanzar y sumergen en tristezas, estrés y ansiedades evitándonos confrontar los miedos. Los temores son inculcados en nuestras vidas desde pequeños vinculados directamente con el miedo, obedecen mayormente a la cultura y las creencias.

Cuando el miedo es intenso e irracional se cae en un trastorno de ansiedad donde clínicamente se habla de fobias, siendo los más comunes la Claustrofobia o miedo a estar encerrado en espacios reducidos, Glosofobia que es miedo a hablar en público, Acrofobia o miedo a las alturas, Fobia social o timidez exagerada. Una de las fobias más recientes es la Nomofobia, es la ansiedad producida al estar desconectado o sin teléfono móvil.

En una de mis conferencias, se desató una crisis de pánico ocasionada por una persona con Nictofobia, o miedo a la oscuridad. En algunas de mis presentaciones se dan espacios sin luz, en esta oportunidad sucedía los primeros cinco minutos acompañado de unas ondas binaurales canalizantes. No habían transcurrido dos minutos a oscuras cuando uno de los asistentes empezó a gritar presa de pánico y lleno de ansiedad.

En una persona con nictofobia el miedo irracional no es por la falta de luz, sino por lo que ella imagina pueda suceder es ese momento. Se crea una percepción distorsionada de la realidad. Cuando somos niños se puede considerar el miedo como normal, pero en el adulto se supone es fobia a consecuencia de traumas cuando niño.

En la sala del teatro habían unas 300 personas, la gran mayoría se contagió del miedo producto de los gritos de la persona nictofóbica, inmediatamente se sumaron escenas de nervios, muchos saltaban las butacas buscando la salida. Se ordenó encender lentamente la luz de la sala controlando la situación. Gran parte de la audiencia del teatro sentía ansiedad con latidos acelerados del corazón. Ante los gritos de la persona en crisis, los demás asistentes de la sala habían recibido una percepción de amenaza, se activó el instinto de sobrevivencia en el cerebro reptil, lo que al instante los preparó para huir o luchar. Son reacciones espontáneas por sentido primitivo de sobrevivencia, no hay tiempo para analizar lo que acontece, se actúa automáticamente antes de detectar la amenaza.

4. Estímulos sensoriales alteran emociones

Recuerda que al principio de este libro te conté sobre la experiencia de Silverio en una de mis conferencias Sensoriales, fue en octubre de 2013 cuando recibí un email, no le conocía. Me informaba que él había asistido a una de mis conferencias invitado por un amigo común. Silverio tenía poco tiempo en Venezuela, él provenía de Cuba.

Silverio se refería a la disertación que realicé sobre *Conflictos no*

Convencionales y herramientas de control de humanos. Explicaba y mostraba herramientas neurocientíficas de uso militar, se generaban estímulos sobre el sistema límbico de los asistentes. En dicha presentación se muestra también con apoyo de algunos videos, el funcionamiento de la geopolítica. Es exigencia para éste tipo de conferencias, que no asistan personas con padecimientos cardíacos diagnosticados ni con epilepsia. En éste evento se usan ondas multiplicadas a través de bajos de alta potencia en más de 4.800 wt. También efectos con luz electroboscopica, se emiten destellos lumínicos muy breves y en rápida sucesión con 2.500 lúmenes, lo que activa estímulos visuales, desencadenando convulsiones en personas con epilepsia fotosensitiva.

Ciertamente provenir de un ambiente social tranquilo, y de repente estar involucrado en una realidad cruda y muy diferente, altera nuestras emociones. Recuerda, **para el cerebro no existe verdad o mentira, allí todo es posible**, por tanto, cuando participas en una experiencia en ambiente controlado y realidad ampliada, tu cerebro percibe esa como la realidad y en tal sentido reacciona, un buen ejemplo es la realidad virtual. En dicha conferencia se exponía los efectos sensoriales en guerras psicológicas.

Antes de seguir quisiera explicarte en detalle en qué consisten conforme a las doctrinas militares los conflictos bélicos, ya que la guerra psicológica puede condicionarnos pero la neurológica activa estímulos que se traducen en reacciones psicobiológicas. La última es la guerra de 5ta. Generación. Me apoyaré en material de mi libro "NeuroMilitarmente".

La guerra del siglo XXI no está dada por la privatización de los ejércitos, ni por las industrias que se capitalizan democratizando su capital, o democratizando la empresa en la Bolsa de Valores sin que las mismas se socialicen. Los conflictos del presente siglo son netamente asimétricos, y enfrentan a los pueblos mediante ideologías contrarias, se mantienen a las personas distraídas permanentemente. Se le cambia la percepción al humano dándole a pensar una realidad que solo existe en sus mentes. De esta manera, cientos de millones en el siglo XXI creen que luchan por generar soluciones a la miseria, la pobreza, la desertización, la carencia de agua dulce y las asimetrías sociales, mientras la realidad es que fueron condicionados, pudieran pasar todas sus vidas tratando de crear dichos logros sin avances reales.

Muchos gobiernos usando como arma el nacionalismo, luchan en guerra asimétrica contra gobiernos hegemónicos. A su vez gobiernos dominantes "dueños" de un mundo unipolar, generan nuevas disciplinas como la teoría de la guerra preventiva, para garantizarse sus conquistas. Así transcurre el tiempo, y cada grupo permanece en su modelo de dominio. El Estado dominado, buscando a lo externo de su nación la solución a sus carencias, mientras sus riquezas y potencial le son culturalmente invisibles. El Estado dominante, en tanto sintiéndose permanentemente amenazado, genera teorías defensivas cada vez más agresivas, recurrir a la fuerza para eliminar cualquier desafío que se perciba contra su hegemonía mundial, la cual ha de estar permanente activa.

El campo de hostilidades de las guerras evolucionó, pasa a ser más eficiente cuando la industrialización introduce las máquinas bélicas (Guerras de Segunda Generación), este método fue desarrollado por el ejército francés durante y después de la Primera Guerra Mundial. Se basó en un fuego potente y en masa, sobre todo de la artillería. A pesar que esta doctrina militar inicia en la Primera Guerra Mundial, no se le considera obsoleta, de hecho es uno de los métodos más usados por la infantería y el ejército de los EE.UU., prueba de ello son tanto la guerra en Afganistán como la invasión de Irak. Sin embargo, la experiencia acumulada por los ejércitos en la Primera y Segunda Guerra Mundial, estimuló a buscar modos más rápidos de guerra para los estrategas, y a la vez menos riesgosos para las tropas. Es así como se inicia la guerra de tercera generación, denominada guerra relámpago o de maniobra fulminante. Fundamentada en la velocidad y la sorpresa de un ataque, basada en el rompimiento de las comunicaciones del enemigo y su aislamiento logístico, con lo que se genera un efecto de pánico. Es así como se empieza a trasladar el campo de batalla a la mente del ser humano, buscando distorsión mental y debilitamiento físico.

Guerra de 1ra. Generación

Es una guerra cuerpo a cuerpo, de terreno y entre Estados. Es de formación lineal y orden en el campo de batalla, una fuerza de choque de bayonetas, espadas y demás armas de combate directo. Representa mayormente a las guerras: renacentista de secesión, napoleónicas, independentistas hispanoamericanas e imperialistas españolas.

También hubo combates de este tipo a inicios de la primera guerra mundial, la que representa el primer conflicto de las naciones y en consecuencia transición a nivel de innovación y desarrollo de armas potentes. No obstante, ya había naciones con armamento de segunda generación, como la ametralladora creada en plena guerra de secesión norteamericana.

Guerra de 2ra. Generación

Es una guerra donde se incorpora la artillería al combate, lo que posibilita asegurar territorios antes de que los soldados de infantería los ocuparan. Se generaba un combate previo de artillería. La primera guerra mundial fue una guerra de segunda generación.

Guerra de 3ra. Generación

Es un tipo de guerra relámpago, una maniobra de acción fulminante, está basada en velocidad, sorpresa y superioridad tecnológica sobre el enemigo con la finalidad de anular su capacidad operativa. El uso de la bomba atómica o la invasión a Iraq son ejemplos de esta nueva cohorte generacional.

Guerra de 4ta. Generación

Es una teoría a nivel táctico donde oscila el aspecto armamentista al escenario psicológico. Abarca los sectores económico, político, social y cultural de una nación con el objeto de alcanzar al sistema mental del adversario. En este tipo de guerra la globalización, los medios de comunicación y el internet son pieza fundamental. Es una guerra psicológica, sin fusiles, el campo operacional es de oficina, las herramientas los estudios de TV y de radio y las armas son: la propaganda, la manipulación informativa donde consignas, noticias construidas e imágenes cambian la percepción social con la finalidad de ejercer un control masivo de la conducta, con impacto político y militar. El desarrollo informático y telemático, han sido parte fundamentales para la ejecución de este tipo de guerra. Se empieza a escuchar de esta teoría en 1989, cuando *William Lind* junto a oficiales del Ejército y del Cuerpo de Infantería de los Estados Unidos, titularon un documento "El rostro cambiante de la guerra: hacia la cuarta generación". En este trabajo su autor expone:

En la guerra de cuarta generación, el Estado pierde su monopolio de la guerra. Alrededor del mundo, las FF.AA. se encuentran hoy luchando en contra de oponentes no estatales tales como al-Qaeda, Hamas, Hezbolá y en su momento las FARC-EP. En casi todos los lugares, el Estado está perdiendo. La guerra de cuarta generación también está caracterizada por un retorno al mundo de culturas, y no simplemente estados en conflicto.

La doctrina de la guerra de cuarta generación, comprende las estrategias sobre Guerra de Guerrillas, Guerra Asimétrica, Guerra de Baja Intensidad, Guerra Sucia, Terrorismo de Estado, Guerra Popular, Guerra Mediática, Política, Transculturización, etc. Se busca atacar al sistema mental y organizativo del adversario. El terreno de acción, oscila del aspecto armamentista hasta el psicológico. Se controla todo lo visible en el planeta, pero similar pasa en una zona prácticamente impensable para la humanidad, el dominio se extiende a la mente humana, a tal punto que tu mente no te pertenece, tu vida no te pertenece, ni tu cuerpo. De ese tema hablaremos en la próxima parte, y se refiere a la neurociencia y su uso como arma militar para control de humanos, la guerra de 5ta. Generación (G5G). *Fuente: NeuroMilitarmente (P. 185 y 186.)*

En el caso del músico Silverio, aquel bombardeo emocional llegaba a su mente de modo más agresivo. Por su profesión, su sentido auditivo estaba educado para responder con mayor eficiencia a las notas y ondas sensoriales. Muchas de ellas iban acompañadas de estímulos visuales, obviamente generando un estrés muy fuerte y una actividad neurológica no acostumbrada. En septiembre de 2018, cinco años después de aquel episodio me comuniqué con él en Cuba, textualmente me dijo: ¨*profesor que bueno recordar mi paso por Barquisimeto, al final [me] detectaron contractura en la cervical pero precisamente luego de tu conferencia*¨. Obviamente, a mi parecer, la contractura para el momento de asistir a la conferencia seguramente estaba latente, a pesar de que él no sentía dolor en esa zona, pero manifestándose el vértigo, mareo, náuseas y malestar como respuesta fisiológica al padecimiento, estimulado en ése momento por la rigidez y tensión en músculos de la espalda, sobre todo luego de haberse sometido a un estrés muy fuerte y estímulos sensoriales durante mi evento.

5. Afectados en lo no convencional

La Guerra de 5ta. Generación (G5G) se manifiesta cuando se usa la neurociencia para fines militares, aborda la guerra psicológica desde un espacio sensorial (te lleva a sentir). Se complementa con el control de tus funciones neurológicas, o sea se invade a través de estímulos externos a tu cerebro, que es quien controla lo que piensas, sientes y haces. Por ello la G5G se sustenta en el conocimiento de la neurociencia, lo que convierte a este tipo de operaciones en una poderosa arma científico-militar.

La Neurociencia como arma para el dominio humano es usada por el segmento militar, civil o mixto, en la implementación de la guerra cognitiva, a saber: neurológica, cibernética, geoestratégica, invisibles, psicológicas de alto impacto entre otras. En ellas se busca y logra el cambio de percepción, la manipulación masiva de emociones, la neutralización del cerebro racional (córtex cerebral) y emocional (límbico), y activación de estímulos al cerebro reptil. Logra una neutralización selectiva de humanos, condicionamiento social masivo, injerencia geopolítica con un eficiente y considerable control social. Un Conflicto no convencional se diseña en laboratorio, para ser implementado por lo general durante años, su finalidad es sustraer a cada ser humano del campo geográfico objetivo, cambiarle la percepción y conectarle al nuevo sistema de vida creado. Así transcurren las horas, días y años de las personas, mientras tanto los diseñadores les suman distracciones de orden social, económica, política e ideológica, con todo ello aparte de distraerles le agregan adicción al nuevo modelo social. Las masas sociales empiezan una dinámica nueva, se les lleva a actuar en situaciones que por lo general le activan diversidad de emociones, se generan reacciones subjetivas al ambiente, se activan respuestas fisiológicas y endocrinas. Se impulsan las experiencias y a la vez se confrontan éstas con nuevos paradigmas, lo que lleva a ser sustituidas por un nuevo modo de ver la "realidad", se da cambio de percepción por posicionamiento de otra realidad en la mente.

Un diseño de vida controlada es posible, gracias a la evolución en las áreas tecnológica, la cibernética, informática, la biológica, matemática, mecatrónica y sobre todo la neurocientífica. Una verdadera sublevación del conocimiento, pero en las manos equivocadas, pues dichos descubrimientos se han usado para que una minoría controle a gran parte de la humanidad, ese es tu otro yo, otro ser humano quien, por medio de laboratorios militares y civiles, puede crear modos de controlar tus costumbres, estimular tu cerebro, y en consecuencia a tú persona.

EN MODO "MENTE HACKEADA"
¡CÓMO ES POSIBLE!

Cuando te bloquean el pensamiento racional, empiezas a guiarte mayormente por tus emociones, activadas con estímulos de lo que percibimos. Está claro que lo que percibimos puede ser la realidad, pero también puede ser una adaptación de la misma que llega a ti a través del vínculo que tengas con el mundo, a saber: tu celular, tu tablet, laptop, tv, radio, revistas, prensa, etc. Todo ello te permite acceso a información de segunda mano, no la observas ni participas en ella directamente. Sobre lo que ves y escuchas tu cerebro va construyendo una percepción de la realidad, falsa o genuina, pero ambas para ti terminan siendo indiscutibles. De este modo las realidades a conveniencia se pueden anular, construir o magnificar.

En las relaciones geopolíticas el dominio de la comunicación es vital para tener supremacía sobre otras naciones por vía de posicionar "realidades" en la mente del colectivo. Ha sucedido a lo largo de la historia la manipulación de la información para justificar intereses.

Realicé un estudio sobre la influencia de la propaganda en la mente humana, sobre todo porque existía la fuerte influencia del documento ¨El rostro cambiante de la guerra¨ realizado por *William S. Lind* con oficiales del cuerpo de Infantes de Marina de los Estados Unidos. Para 1988 se comenzó a hablar de ese tema, se posicionó desde la doctrina militar como la Guerra de cuarta generación, trasladar el escenario de la guerra al espacio psicológico. Pero siempre consideré dicha estrategia no iniciaba en ese año, de hecho bastante influencia ejerció Joseph Goebbels (1897-1945), en la manipulación de las masas para que los nazis dominaran. De su éxito para manipular por medio del discurso y de la propaganda es que se habla de ¨*Estrategia Gebeliana*¨.

¿Quién era Goebbels? En 1921 se graduó en filología germánica por la Universidad de Heidelberg y trató de vivir como escritor y periodista, pero tuvo escaso éxito. Paralelamente, sus puntos de vista fueron derivando hacia planteamientos cada vez más cercanos al nacionalsocialismo, hasta que acabó por ingresar en el partido nazi en 1923. Tras una rápida ascensión hacia la cúpula del poder, en 1926 fue nombrado *Gauleiter* (líder de zona) de Berlín, puesto en el cual empezó a dar muestras de su habilidad como orador provocativo y hábil propagandista en una serie de campañas locales.

En 1930 se convirtió en el jefe de la División de Propaganda; Goebbels trasladó su estrategia regional a un nivel nacional y sentó los principios de la manipulación de las masas a través de la propaganda. Con la llegada al poder de Hitler, fue nombrado ministro de Ilustración Popular y Propaganda, cargo desde el que trató de ganar la voluntad de los alemanes en favor del partido nazi.

Con el estallido de la Segunda Guerra Mundial, su actividad propagandística se incrementó considerablemente, en un esfuerzo por mantener alta la moral del ejército y el pueblo alemán a lo largo del conflicto, al tiempo que justificaba las atrocidades cometidas por el régimen. En este sentido, se convirtió en uno de los más acérrimos defensores de los puntos de vista del nazismo y en el más cercano colaborador de Hitler. El hecho de que el curso de la guerra fuera definitivamente en contra del Reich no hizo más que acentuar su fanatismo. Por fin, ante la inminente caída de Berlín, envenenó a sus seis hijos antes de suicidarse junto a su esposa en el búnker de Hitler.

https://www.biografiasyvidas.com/biografia/g/goebbels.htm

Cuatro de los principios de *Goebbels* para su propaganda fueron Orquestación, Verosimilitud, Vulgarización y Unanimidad, se enfoca en:

ORQUESTACIÓN: Limitar a un <u>número pequeño de ideas y repetirlas incansablemente</u>, presentadas una y otra vez desde diferentes perspectivas pero siempre convergiendo sobre el mismo concepto. Sin fisuras ni duda [convertir una mentira por repetición en verdad].

VEROSIMILITUD: <u>Construir argumentos a partir de fuentes diversas</u>, a través de los llamados globos sondas o de informaciones fragmentarias [genera credibilidad, legitimar].

VULGARIZACIÓN: Toda propaganda debe ser popular [sencilla, no compleja], adaptando su nivel al menos inteligente de los individuos a los que va dirigida. Cuanto más grande sea la masa a convencer, más pequeño ha de ser el esfuerzo mental a realizar. La capacidad receptiva de las masas es limitada y su comprensión escasa; además, tienen gran facilidad para olvidar.

UNANIMIDAD: Llegar a convencer a mucha gente de que piensa "como todo el mundo", creando una falsa impresión de unanimidad [si muchos piensan lo mismo es porque es verdad].

Es un tema complejo, por ello siempre propongo en mis conferencias y consultorías, que **debes retar tu conocimiento para que puedas cuestionarte si lo que ves y escuchas es parte de la realidad,** o una realidad construida para manipularte, distraerte y sumarte a "los muchos" que reciben una apreciación del mundo construida, que termina por alterar tu realidad, te desenfoca y manipula tus emociones.

Comencé a estudiar éste tema cuando una fresca tarde caminando por la calle *Rue des Trois* de París, una frutería atrajo mi atención. La tienda se llama *Au Marché de la Butte*, me acerqué atraído por el hipnótico multicolor de las frutas tropicales. Sobre el pórtico de la entrada al negocio, guindadas estaban varias fotos enmarcadas, decían *Amélie*, eran imágenes de *Audrey Tautou* la protagonista de *Amélie* la famosa película de 2001 del cineasta Jean-Pierre *Jeunet.* La inocente vecina del barrio de Montmartre que en la comedia romántica recurrentemente iba a esa frutería, con lo que transformó el lugar en una referencia para cinéfilos y turistas.

La pequeña frutería aprovechó ese éxito para tratar de incrementar sus ventas, por lo que en el lugar abundan las fotos del *film*, convirtiéndolo más en referencia turística que en impulso a venta de frutas. No hicieron un estudio comercial, tampoco de marketing y menos aún de neuroventas.

Rememoré entonces a un aviso publicitario de una gran cadena de mayoristas de Alemania, el *Globus Supermarket Germany*. Ellos quisieron renovar en 2006 la publicidad, para aumentar las ventas de frutas, le interesaba *Amélie* pero no basaron en ella sus avisos. Contrataron a la agencia *Ogilvy & Mather Frankfurt* para que diseñara la campaña de publicidad exterior, vallas publicitarias, carteles y vehículos bajo el título *Amélie*.

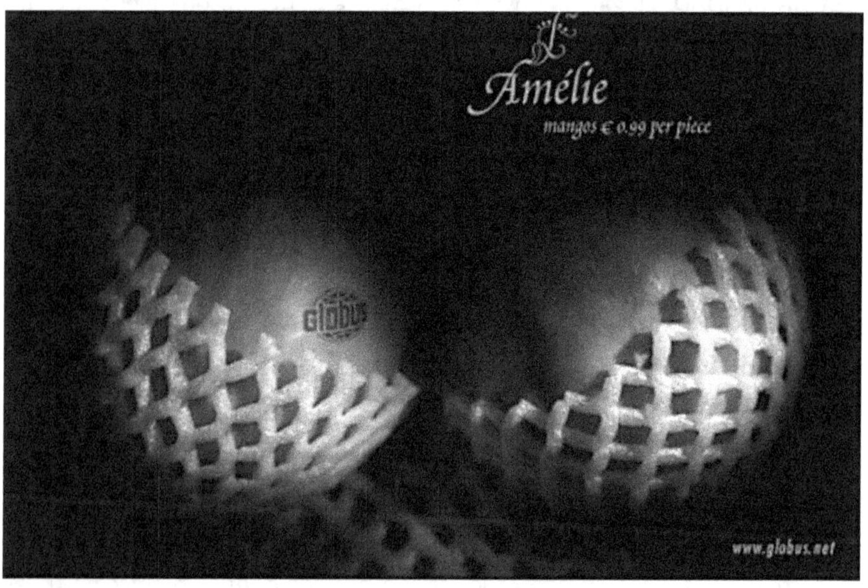

https://www.coloribus.com/es/adsarchive/prints/globus-Amélie -mangos-11059455/

Los avisos atrajeron mi atención pues de Amélie sólo tenían el nombre, de resto era publicidad subliminal basada en los senos, piernas y glúteos femeninos construidos con frutas. Uno de ellos era un cartel de una mujer que en vez de senos tenía dos mangos. Algo muy bien estudiado, solo me pregunté ¿por qué vendía más la imagen de la mujer que la realidad sucedida? la que había transformado en famosa a una frutería. Quise hacer un estudio más atrás en tiempo del *Rostro cambiante de la guerra de Lind* de 1988, no creí en que su teoría iniciara en dicha época. Quise aventurarme a buscar insumos que llevaran incluso tiempo antes de lo desarrollado por *Goebbels* por 1930. Me fui a principios del siglo, a 1900. Conseguí múltiples pruebas del uso de la propaganda generando gran influencia en la mente humana, incluso condicionando socialmente nuevos hábitos en la sociedad de entonces. La mentira y el temor al miedo, nos llevan a ser altamente manipulables.

Ya por 1900 eran recurrentes los mensajes publicitarios donde se posicionaba permanentemente a la mujer como un producto, similar sucedía con publicidad donde se estimulaba la formación de conductas machistas.

Poco a poco, de modo invisible ya nuestros bisabuelos eran canalizados. Incluso el hecho de que en la actualidad a la mujer la hayan transformado en un símbolo, un escaparate y producto, fue canalizado desde principios del siglo pasado. Ya era común masivas campañas donde se usaba la mujer como un objeto, donde se promocionaba su busto, para luego usarlo como ancla para venta de productos. Similar se inoculó sistemáticamente, durante los primeros cincuenta años del siglo pasado, machismo en los hombres.

Eres lo que piensas, y tu percepción es en base a lo que observas. Imagina a tus bisabuelos, era una época de pensamiento noble y puro, pero fueron sometidos a un bombardeo de imágenes con "realidades" en su momento escandalosas, que se transformaron en comunes, moldearon de alguna manera su percepción de la realidad, por una "realidad" creada. Por ejemplo, ellos en su caballerosidad regalaban flores, detalles donde el valor lo tenía el gesto, sin embargo, esto fue sustituido por el valor del producto que a su vez en su mensaje inoculaba una nueva conducta, donde el varón descubrió un nuevo modo de demostrar su amor, regalando a su pareja novedosos descubrimientos como la mesa para planchar, detergentes para lavar, la aspiradora, etc. En mi libro ¨Nada Imposible¨ te amplío el tema.

Tus antepasados fueron condicionados, por eso tus **Bisabuelos**, el primer bloque generacional, nacidos por 1900 y con una esperanza de vida de 40 años, fueron marcados por el **pesimismo**, próxima la primera guerra mundial.

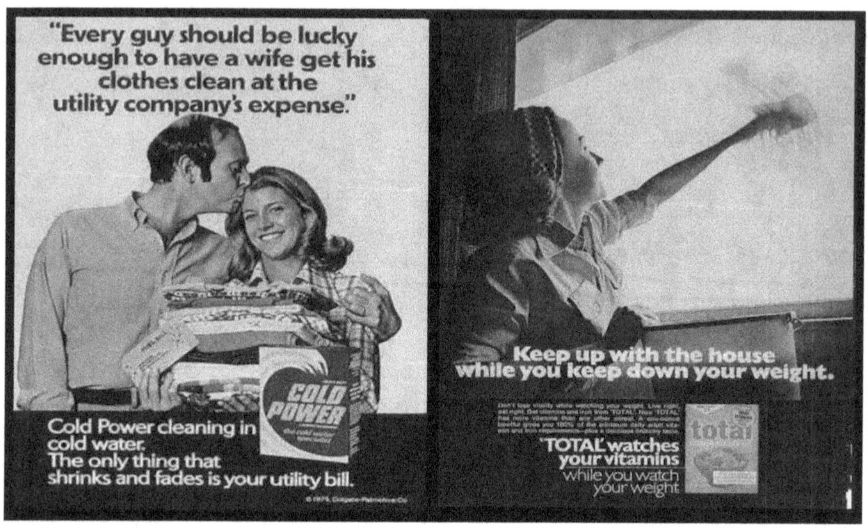

Fuente: Nada Imposible con Neurociencia. Simón Colmenarez

Le siguen tus **Abuelos**, el segundo bloque generacional, nacidos por 1920 y con una esperanza de vida de 42 años. Fue una generación marcada mayormente por la **sumisión**, muchos autores llaman a los nacidos en esa época "la generación silenciosa". Durante su tiempo se desarrolló la segunda guerra mundial (1939-1945).

Los **Padres**, el tercer bloque generacional, nacidos por el año 1945, con una esperanza de vida de 60 años. Fue una generación condicionada con el **conformismo**. En su tiempo se gestó la Guerra fría (1945/47 – 1991). En ésta generación aumentó fuertemente la natalidad.

Los **Hijos**, el cuarto bloque generacional de aproximadamente el año 1975, con una esperanza de vida de 72 años. Es una población emprendedora e intelectual, marcada por innumerables avances tecnológicos producto de la competencia multipolar durante la "guerra fría", tales como: video consolas de juego, internet, consumismo. Son marcados por la **dependencia** producto de las crisis económicas y conflictos geopolíticos que les restó oportunidades. Sienten un alto afecto e interés en la tecnología.

Y finalmente, **Nietos.** Son nacidos por 1995. Con una esperanza de vida de 78 años. Forman parte de la población de "nativos digitales", hijos de la época del *world wide web* (1989-91). Están altamente controlados por las nuevas tecnologías y muy dependientes de las social media, con una alta crisis de creatividad.

Las personas de ésta generación, funcionan con estímulos digitales y sus decisiones mayormente son **inconscientes.** Esta es una generación cibernética, a tal punto que ha marcado un hito en cuanto a nuevos padecimientos psicológicos, tales como la *Nomofobia*, que es una fobia a consecuencia de perder la conectividad al teléfono celular y a la dosis de dopamina.

Muchos de los conocimientos científicos para control humano fueron aplicados durante el siglo pasado, algunos de modo incipiente, pero logrando su cometido. Durante la *Operación barbaroja* la estrategia de Adolfo Hitler para invadir en 1941 a la URSS, preámbulo a la caída del nazismo, los productos de experimentos mentales entraron en combate. Casi seis meses luego de iniciada la operación no habían podido los nazis llevar a cabo su meta, tomar Moscú.

Entre diciembre de 1941 y enero de 1942, se generó en la zona un rudo frio invernal que llegó a -50 grados, los soldados nazis eran obligados a permanecer allí por los generales de Hitler, pues éste creía ciega y eufóricamente que podía ganar. Entrado enero, las tropas se acostaban en la nieve, deseaban morir pues estar vivos les resultaba insoportable ante la cruda realidad invernal, sumado a la falta de alimentos. En 1938, los alemanes habían creado el *Pervitin* una *metilanfetamina,* un psicoestimulante que provocaba subida de adrenalina, reducía el cansancio, el dolor, el hambre y les eliminaba la necesidad de dormir. Convertía a los soldados alemanes en máquinas eufóricas, muchos tomaron Pervitin y pudieron salvar sus vidas.

Adolfo Hitler por su parte, estaba cegado a la realidad de que ya le sería imposible ganar esa batalla, eso se debía a que él tomaba *Eukodal*, un opiáceo que le mantenía en euforia, otorgándole seguridad de sí mismo. Éste fármaco es un analgésico opioide cercano a la heroína, creado por los alemanes, que se mantiene en la actualidad y comercializa como Oxicodona.

Todo está en tu mente, por eso te resulta vital para ser feliz y exitoso conocer cómo funciona, y sobre todo, el papel de tus emociones en el desarrollo de tu vida cotidiana.

Del Sistema Nervioso Entérico

Cuando mi hija Camila tenía unos 5 años (2007), ya se notaba en ella un comportamiento atípico, era muy entusiasta con la ciencia. En cierta oportunidad estaba paradita, tranquilita, nos sorprendió pues la notamos muy pensativa y le preguntamos que tenía, nos vio fijamente y respondió:

- Todo tiene átomos.

Y lo siguió repitiendo. No le prestamos atención y por el contrario nos pareció muy gracioso. En cierta oportunidad le pregunté:

- ¿Y quién te dijo eso?

- Me lo dijo mi estómago. Respondió, sorprendiéndonos nuevamente.

Por supuesto que, a pesar de lo gracioso del asunto, en cierto modo asombraba que le interesara ese tema, que racionalmente nos dijera que todo tenía átomos; el componente fundamental en toda materia, o sea, todo en el universo está compuesto por átomos, debe haberlo escuchado en algún programa de TV, pensé. Eso se repitió muchas veces, también paso a ser común ante ciertas situaciones, que las cosas... ¨se las dijera su estómago¨.

Comenzó a ser natural para sus familiares su interés desbordado en la ciencia, sus respuestas atípicas y su comportamiento, con una formidable racionalidad y un avanzado lenguaje extraños para un infante. Camila no temía a la oscuridad, intuía en su mente que la oscuridad era la ausencia de luz, pero sí sentía un excesivo miedo por los microbios; bacterias, virus, hongos y parásitos. Me parecía que ella los visualizaba en 3D. En las noches le era imposible ante algún suceso no cepillarse los dientes, ella sentía cómo los microorganismos anidaban en su dentición.

Una oportunidad llegamos tarde al hogar, ella venía dormida y así la acostamos, no cepillarse una noche no haría daño siendo tarde ya. A los minutos un llanto se escuchaba, era ella pues no podía dormir. Continuó el gimoteo, hasta que hubo que llevarla a cepillarse y ¨eliminar las bacterias bucales¨. Pronto se sumó a ello rechazo a ser abrazada o besada en la mejilla, hasta la presente fecha un gel antibacterial para las manos le acompaña.

A los pocos años se le diagnosticó *Asperger*, por ello su genialidad desbordante, su necesidad de ejercitar la socialización, su obsesión con la astronomía, física y matemática, y también su interpretación literal del lenguaje. Por ejemplo, haberle dicho que ¨llueven perros y gatos¨ implicaría para ella, que textualmente caen de las nubes esos animales. Informarle que en la boca, un ambiente húmedo con 35 grados de temperatura habitan hasta 100 millones de bacterias, le habría ocasionado un gran colapso emocional.

Como resultado del apoyo con terapias lleva una buena vida social, comprende a la humanidad y sus paradigmas para no ser rechazada por ella. A sus cortos 16 años, se graduó *cum laude* de secundaria al tiempo que daba clases en su colegio y, en paralelo estudiaba mecatrónica en un centro de investigaciones científicas.

Cuando Camila respondía estando muy chiquilla, que tal o cual cosa se la

¨dijo su estómago¨, tenía razón. Científicamente ella no conocía la teoría, pero la interpretación literal sí le permitía concebir, que desde sus intestinos obtenía la ¨respuesta¨ a múltiples situaciones, como las famosas "mariposas en el estómago" al estar enamorados, así su amor por la ciencia.

Durante algún tiempo se consideraron a los intestinos como el *segundo cerebro* humano. El tracto gastrointestinal posee un complejo sistema nervioso denominado Sistema Nervioso Entérico (SNE), con un procedimiento autónomo independiente del Sistema Nervioso Central (SNC), después del cerebro es el sistema con mayor número de neuronas sensoriales propias. Con una gran variedad de neurotransmisores y neuromoduladores. Está fuertemente ligado al estrés y estado de ánimo, allí está presente gran cantidad de serotonina.

El Cerebro órgano extraordinariamente caro

Tu cuerpo requiere de ¨combustible¨ para realizar las múltiples actividades, tales como respirar, pensar, moverte, digerir alimentos, dormir (reposo), etc. La energía proviene de los alimentos, específicamente las proteínas, los carbohidratos y las grasas. Las proteínas que consumes te proporcionan aminoácidos, necesarios entre otras funciones para producir células nuevas o reparar las que están dañadas.

Los carbohidratos producen glucosa, cuando ingieres alimentos con glucosa, éstos son descompuestos por los ácidos grasos del estómago y absorben los nutrientes que son llevados por la sangre. Interviene también el hígado, transformando glucosa en energía almacenable, una glándula llamada páncreas secreta la hormona insulina, una especie de ¨llave o puente¨ que permite a la glucosa pasar y llegar a cada célula de tu cuerpo, así obtienes la energía vital en el proceso metabólico. La glucosa que no se usa queda almacenada en el hígado como glucógeno, una reserva que al ser requerida se transforme nuevamente en glucosa. Cuando el páncreas no produce suficiente insulina, la glucosa se acumula en la sangre lo que puede generar complicaciones de salud, como la diabetes.

La glucosa es un monosacárido que proviene de los alimentos llamados Carbohidratos. En total existen 3 tipos de Carbohidratos; Azúcar, Almidón y Fibra. Cada uno de estos presentes en un tipo alimento. Los Azucares pueden encontrarse en frutas, leche y productos lácteos y en varios alimentos procesados. Las golosinas, galletas, pasteles, bebidas carbonatadas y jarabes son un ejemplo de alimentos con azúcar añadida.

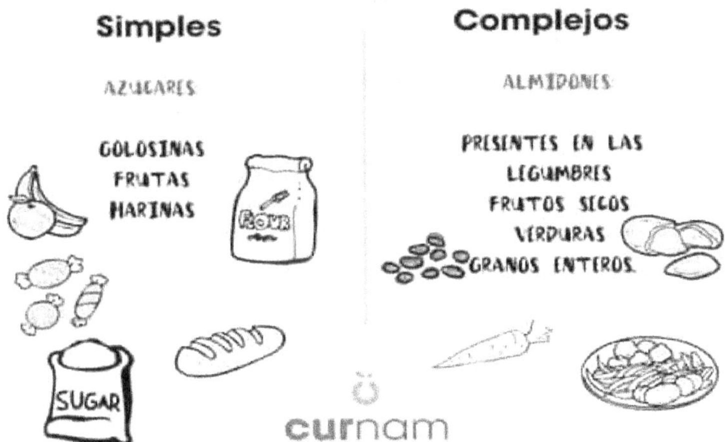

El Almidón puede encontrarse en alimentos ricos en nutrientes. Los Frijoles, la papa, el maíz, el arroz, la avena y el pan son ejemplos de alimentos ricos en Almidón. Por su parte la Fibra se encuentra también en granos integrales como el trigo, arroz, pan, frijoles y cereal. Por su parte la Fibra se clasifica en Fibra soluble y Fibra insoluble. La fibra no se descompone en el cuerpo. La Fibra insoluble agrega volumen a las heces y ayuda a las deposiciones regulares. La Fibra soluble ayuda a reducir los niveles de colesterol y lentifica el proceso digestivo.

Fuente: https://cerebromedico.com/fisiologia-de-la-captacion-de-glucosa/

Luego también están las grasas, que al ser procesadas producen ácidos grasos, otra fuente de energía y funciones metabólicas. Del total de la energía corporal que obtienes en los procesos que te indiqué, el cerebro a pesar que sólo representa entre el 2 - 3% del peso del cuerpo, necesita para ejecutar sus funciones el 20% de toda tu energía. Conforme a la investigación de Ana Navarrete, tituladas originalmente *Energetics and the evolution of human brain size¨* o ¨La energética y la evolución del tamaño del cerebro humano¨, publicada en Nature (v480, p. 91–93), observamos que:

> *¨Nuestro cerebro resulta excepcionalmente caro porque es excepcionalmente grande. Además, en comparación con otros tejidos, el tejido nervioso consume mucha energía. En recién nacidos, en los que el cerebro aún está en desarrollo, consume un 60%. En adultos, nuestro cerebro consume una quinta parte de la energía que producimos diariamente y, con ello, consume lo mismo que toda nuestra musculatura en estado de reposo. Es decir, 1,3 kilos de cerebro están consumiendo lo mismo que 27 kilos de músculo (en un hombre de 65 kilos). Para hacerse una idea de lo costoso que es el cerebro humano en comparación con cerebros de otras especies, en chimpancés "sólo" consume un 13%, en otros mamíferos más pequeños como el ratón doméstico un 8.5% y en el mamífero medio 5%. Podríamos decir sin mucho margen de errar que nuestro cerebro es el órgano más caro que existe.¨*

Sólo el cerebro humano consume el 50% de la glucosa; 5,6mg de glucosa por cada 100g de tejido cerebral por minuto, aproximadamente entre 105-121 gr/día. También aproximadamente el 20% del oxígeno que respiramos.

La intensa actividad eléctrica neuronal genera en el cerebro entre 20-40 w de potencia. Como referencia comparativa, una bombilla fluorescente doméstica 14 w y una incandescente 60 w. La irrigación cerebral actúa como sistema refrigerante, por medio de constante circulación de sangre fresca.

El oxígeno es vital para las células cerebrales. El oxígeno es transportado a tus células por la hemoglobina, gracias a tu corazón que al bombear sangre aproximadamente 100.800 veces cada día, impulsa ésta proteína. Cuando no llega suficiente oxígeno a tu cerebro se presenta una hipoxia cerebral, pues el mismo necesita constante suministro de oxígeno y nutrientes para funcionar, a los minutos de interrumpir su suministro, algunas células del cerebro empiezan a morir. Por ello cuando se detienen los latidos del corazón o una persona no puede respirar, ves como resulta urgente darle reanimación cardiopulmonar (RCP), éste tipo de técnica permite mantener el flujo de sangre oxigenada al cerebro, caso contrario se generaría daños cerebrales a los pocos minutos.

Si decides desde éste instante, que es ideal tener el control de tu vida y enfocarte hacia logros que te proporcionen éxito material, bienestar emocional y cultivar la tranquilidad; inicia por empoderarte de conocimiento y conciencia sobre tu principal aliado, tu cerebro. Te resultará difícil llevar a cabo esta meta si por ejemplo lo sometes a falta de oxígeno al respirar humo de tabaco, no dormir bien o vivir en constante estrés.

Tienes un enorme potencial y por desconocimiento no lo aprovechas de mejor manera. Y peor aún, por la misma causa se debilita y merma con el paso de los años tu capacidades: creativa, memoria, visión periférica, procesamiento de la información, múltiples tareas y atención. En la próxima parte hablaré de éstos temas, te enseñaré también ejercicios para recuperar tus capacidades.

¿Quiere usted saber que tan poderoso es tu cerebro? Bastará con que simplemente lea el siguiente texto, hágalo de modo corrido y en voz alta:

5U3R73

C13R70 D14 D3 V3R4N0 3574B4 3N L4 PL4Y4 0853RV4ND0 A D05 CH1C45 8R1NC4ND0 3N 14 4R3N4, 357484N 7R484J484ND0 MUCH0 C0N57RUY3ND0 UN C4571LL0 D3 4R3N4 C0N 70RR35, P454D1Z05 0CUL705 Y PU3N735. CU4ND0 357484N 4C484ND0 V1N0 UN4 0L4 D357RUY3ND0 70D0 R3DUC13ND0 3L C4571LL0 4 UN M0N70N D3

4R3N4 Y 35PUM4.... P3N53 9U3 D35PU35 DE 74N7o 35FU3RZo L45

CH1C45 CoM3NZ4R14N 4 L1oR4R, P3Ro 3N V3Z D3 35o, CoRR13RoN PoR

L4 P14Y4 R13NDo YJU64NDo Y CoM3NZ4RoN 4 CoN57RU1R o7Ro

C4571LLo; CoMPR3ND1 9U3 H4814 4PR3ND1Do UN4 6R4N L3CC1oN;

64574Mo5 MUCHo 713MPo D3 NU357R4 V1D4 CoN57RUY3NDo

4L6UN4 Co54 P3Ro CU4NDo M45 74RD3 UN4 oL4 LL1364 4 D357RU1R

7oDo, So1o P3RM4N3C3 L4 4M1574D, 3L 4MoR Y 3L C4R1?o, Y L45

M4No5 D3 49U3LLo5 9U3 5oN

   C4P4C35 D3 H4C3RNo5 5oNRR31R.

SÚPER HUMANO CON ¨Y¨ DE NEUROPEPTIDO

En el campo militar y de defensa de las naciones, uno de los componentes estratégicos son las Fuerzas Especiales, son grupos de comando élites, compuesto por las personas mejor entrenadas física, mental y táctico-profesional. Son una especie de súper soldados, usados en misiones especiales de muy alto riesgo. Estos individuos tienen un óptimo entrenamiento físico, les permite desempeñarse eficientemente teniendo su cuerpo como arma en ambiente aéreo, terrestre o acuático. Pero de nada serviría esa maquinaria corporal, sin una mente entrenada para actuar en condiciones inhóspitas donde el estrés puede traspasar las barreras, o el miedo transformarse en miedo irracional.

En la Guayana Francesa, en Sudamérica, en la selva amazónica hay uno de los más exigentes campos de entrenamiento de fuerzas especiales del mundo, es el campo de entrenamiento de los *soldados Élites de la Legión Extranjera Francesa*. Para tener opción a entrar a uno de sus cursos militares, ya debes ser un soldado con entrenamiento avanzado de alguna fuerza de acción especial. Es la base exigida, de allí parte el resto del entrenamiento que se fundamenta en someter al límite las condiciones mentales, para que de modo inconsciente el humano aprenda a soportarlas. Digo de modo inconsciente, pues en dicha formación no se les enseña el conocimiento teórico, la meta es que respondan adecuadamente ante misiones de cada nación, no a sus proyectos personales. En aproximadamente 10 rudos días se les condiciona neuropsicológicamente, para que mente y cuerpo soporten los límites, y respondan con eficacia bajo condiciones infrahumanas.

Los soldados participantes son privados del sueño por varios días, se les provoca una alteración enorme a nivel de neurotransmisores. Se someten a cambio físico-mentales que alteran la conducta ante luz y oscuridad, o sea, se manipula el ritmo circadiano. En ésta parte del taller se inocula resiliencia, aprenden de modo autómata a adaptarse y superar circunstancias adversas. Durante esas jornadas diarias, son continuas e interminables las actividades físicas de sobrevivencia para mermar sus energías.

En el curso los participantes son permanentemente humillados, para ser llevados al punto límite mental de cada uno de ellos. Es el sitio donde puedes experimentar un trastorno psicótico breve, desde lo emocional con efectos biológicos. En ese breve estado se afecta la capacidad de pensar y también para interpretar la realidad.

En el curso militar el grupo de participantes son igualmente sometidos a retos que atentan contra sus vidas, como la supervivencia en condiciones extremas, a ello se suman ejercicios de guerra con fuego real. Se condicionan para que también puedan neutralizar cualquier dolencia física.

El dolor como tal no existe, es una acción sensorial resultado de que "sensores" presentes en la piel y órganos, como los *Nociceptores* u otro tipo, nos advierten de la existencia de un posible daño o lesión potencial. El cerebro a su vez nos muestra dolor como alarma ante el mismo, luego neurotransmisores sirven de mediadores, tales como: glutamato, serotonina, noradrenalina, sustancias P, etc., generando una acción excitatoria e inhibitoria, también opioides endógenos como endorfinas, participan en la modulación.

El dolor captado por nociceptores, conforme a la fisiopatología del dolor puede ser agudo o crónico. Citando a Marta F. Mach, de la unidad del dolor de Santa Creu (Barcelona), nos indica:

"La diferencia entre ambos [agudo o crónico] no es únicamente una cuestión de temporalidad:

- El dolor AGUDO es la consecuencia inmediata de la activación de los

sistemas nociceptivos por una noxa. Tiene función de protección biológica (alarma a nivel del tejido lesionado). Los síntomas psicológicos son escasos y limitados a una ansiedad leve. Es un dolor de naturaleza nociceptiva y aparece por la estimulación química, mecánica o térmica de nociceptores específicos.

- El dolor CRONICO, no posee una función protectora, y más que un síntoma se considera como una enfermedad. Es un dolor persistente que puede autoperpetuarse por un tiempo prolongado después de una lesión, e incluso, en ausencia de ella. Suele ser refractario a los tratamientos y se asocia a importantes síntomas psicológicos.

Los nociceptores son un grupo especial de receptores sensoriales capaces de diferencias entre estímulos inocuos y nocivos. Son terminaciones periféricas de las fibras aferentes sensoriales primarias. Reciben y transforman los estímulos locales en potenciales de acción que son transmitidos a través de las fibras aferentes sensoriales primarias hacia el SNC. El umbral de dolor de estos receptores no es constante y depende del tejido donde se encuentren. Se distinguen 3 tipos de nociceptores:

• NOCICEPTORES CUTÁNEOS: Presentan un alto umbral de estimulación y sólo se activan ante estímulos intensos y no tienen actividad en ausencia de estímulo nocivo. Existen de 2 tipos:

Nociceptores A- δ situados en la dermis y epidermis. Son fibras mielínicas con velocidades de conducción alta y sólo responden a estímulos mecánicos.

Nociceptores C amielínicos, con velocidades de conducción lenta. Se sitúan en la dermis y responden a estímulos de tipo mecánico, químico y térmico, y a las sustancias liberadas de daño tisular.

• NOCICEPTORES MÚSCULO-ARTICULARES: En el músculo, los nociceptores A- δ responden a contracciones mantenidas del músculo, y los de tipo C, responden a la presión, calor, e isquemia muscular. En las articulaciones, también existen estos dos tipos de nociceptores y se sitúan en la cápsula articular, ligamentos, periostio y grasa, pero no en el cartílago.

• NOCICEPTORES VISCERALES: La mayor parte son fibras amielínicas. Existen de dos tipos: los de alto umbral, que sólo responden a estímulos nocivos intensos, y los inespecíficos que pueden responder a estímulos inocuos o nocivos."

Fisiopatología del Dolor. Hospital de la Santa Creu-Barcelona

De manera que el **dolor es una alarma emocional sensorial** perceptiva de un potencial daño a nuestro cuerpo, detectada la amenaza por medio de nociceptores, se genera un proceso excitatorio, inhibitorio y modulatorio del estímulo. Ante el mismo una de las sustancias liberadas son los *péptidos* o *Sustancias P (SP)*, a saber:

> ¨La sustancia P (SP) es un péptido de cadena corta identificado hace casi 80 años como neurotransmisor pero que, a pesar de su larga vida como molécula bien identificada, se ha resistido encarnizadamente a desvelar sus secretos, especialmente por lo que se refiere a su participación en la percepción del dolor.
>
> Desde hace tiempo se sabía que la S P participa de alguna manera en las señales que el sistema nervioso requiere para percibir el dolor, también se sabía que la SP es esencial para el desarrollo de los primeros pasos de las reacciones inflamatorias, especialmente de las que se originan como consecuencia de heridas o lesiones de la piel, pero su mecanismo de acción preciso y sus funciones generales en el sistema nervioso quedaban por desvelarse.
>
> La SP ejerce sus acciones sobre las células a las que activa mediante su unión molecular a una proteína presente en la membrana de las células diana. Este complejo proteico-receptor de la SP se denomina receptor NK1 (de Neuro-Kinina 1) y su presencia determina si una célula nerviosa puede o no responder a las acciones de la SP.
>
> El trabajo de los cuatro laboratorios españoles y británicos a que hacíamos referencia al principio, se ha centrado en la **generación de un raton transgénico** al que se le ha manipulado su genoma para impedir que sintetice la proteína NK-1.
>
> Usando técnicas de genética molecular, **se ha eliminado del mapa genético de estos ratones el gen que codifica la síntesis y producción de NK-1.** El resultado es una nueva cepa de ratones incapaces de sintetizar esta proteína y por lo tanto de desarrollarla en la membrana de las células nerviosas.
>
> Estos animales producen SP normalmente pero este transmisor no tiene el receptor al que unirse y por lo tanto la SP no puede ejercer sus acciones. El estudio de la conducta y reacciones de estos animales... La SP juegue un papel tan claro en el llamado "dolor patológico", el dolor "malo" de la inflamación, de las lesiones persistentes, degenerativas y neuropáticas. Sabemos que la SP no participa en el dolor "bueno" pero... [si] en el dolor

estresante y persistente.¨

Estudio: Papel de la sustancia P en el dolor- Rev. Soc. Española del Dolor 5, (p.269). 1998.

Fíjate, al crear en laboratorio un ratón manipulado genéticamente (transgénico), para que no pudiera sintetizar la proteína de *Neuro-Kinina 1*, la que permite que una célula nerviosa responda a la acción, se anuló la acción de la sustancia P, por tanto de sentir dolor.

El entrenamientos de fuerzas élite permite distinguirlos de soldados de fuerzas regulares, entre otras cosas por el condicionamiento que reciben a través de la neurociencia. La capacitación es mayormente mental, con gimnasia cerebral. Uno de los neuroquímicos que hace la diferencia es el *Neuropeptido Y* (NPY), éste neurotransmisor se sintetiza en el hipotálamo órgano con una responsabilidad fundamental en el estado de ánimo y emociones.

El NPY se distribuye por el sistema nervioso autónomo, interviene al transmitir impulsos nerviosos relacionados con la presión arterial, también ejerciendo acciones de relajación controlando la ansiedad, dolor, estrés, memoria, cognición, administración de la energía y el proceso de sentir hambre. El NPY es considerado el mayo generador del apetito.

Se condiciona para que los soldados de fuerzas élites lleguen a segregar mayor cantidad de NPY que los soldados de fuerzas corrientes, lo que les permite tener un control del dolor, estrés, ansiedad y hambre. Actúan en situaciones extremas con coherencia, percepción de la realidad, tranquilidad y buen equilibrio emocional. Pero como te mencioné al principio ellos son entrenados como autómatas, nunca se enteran de las acciones neurocientíficas que los convierte en una especie de máquinas de guerra.

El papel del estrés

El estrés es un estado que deriva en tensión física y/o emocional producto del cansancio mental. Es la respuesta natural del cuerpo humano, al estar sometido a situaciones extremas. En ese momento se produce el cortisol, considerada la hormona del estrés, la cual ayuda a lidiar con el cambio emocional. El cortisol actúa muchas veces junto a la adrenalina, preparando al cuerpo para sobrevivir en situación extrema, por lo que concentran las energías en acciones de sobrevivencia. El cortisol estimula que se transporte glucosa (energía) al cuerpo, de tal manera que interviene para que no se genere insulina evitando sea almacenada la glucosa. También estrecha las arterias para que la sangre sea bombeada con mayor intensidad desde el corazón a las zonas vitales.

El PH.D Shawn Talbott autor de la obra *"The cortisol connection"*, explica detalladamente las consecuencias de ¨inundar¨ el cuerpo de cortisol. La descripción de dicho material claramente expone que:

> *¨El cortisol es la principal hormona del estrés del cuerpo, lo que provoca nuestro mecanismo de lucha o huida cuando se trata de una situación altamente estresante, como ser perseguido por un león. Sin embargo, el cuerpo humano fue hecho para enfrentar estallidos cortos de estrés (como ser perseguido por un león), no niveles prolongados y continuos de estrés (como pagos de hipotecas, plazos de proyectos y atascos de tráfico). Este tipo de estrés hace que los niveles de cortisol del cuerpo aumenten, y la investigación científica ha demostrado que los niveles altos de cortisol están asociados con la obesidad, la diabetes, la fatiga e incluso la enfermedad de Alzheimer.¨*

El aumento de cortisol genera un incremento en la liberación de aminoácidos por el músculo esquelético, glucosa del hígado y ácidos grasos en la irrigación sanguínea, el Dr. Talbott bien indica la relación del exceso de cortisol con obesidad, diabetes, fatiga, etc. Aumenta los niveles de azúcar en la sangre, colesterol alto, presión arterial, incremento de la grasa corporal, desorden del sistema inmunológico, ansiedad y depresión, entre otros efectos.

CAPÍTULO V
LA NEUROBIOLOGÍA DEL PLACER

Siempre consideré un gran error en campañas publicitarias antidrogas, decirles a las personas que ¨consumir drogas es malo, nocivo para la salud o que no está bien¨. La razón, ellos sienten al consumir drogas placer, entonces le dices que es malo algo por lo que ellos sienten encanto. Obviamente pudieran estar de acuerdo en la explicación teórica, pero en la práctica no van a estar convencidos. No obstante, dichas campañas al final resultan siendo un placebo social para justificar una preocupación a veces inexistente de un Estado despreocupado, en tal sentido, de manos atados por otro lado o simplemente vinculado a la industria de tráfico de drogas.

Las drogas legales y las ilegales, terminan siendo usadas por países como: (i) Instrumento de control social interno con rentabilidad, se facilita el tráfico de drogas generando un mercado objetivo de millones de adictos. A la vez creando un nuevo segmento del negocio, esta vez con psicofármacos recetados para trastornos provocados, en un tratamiento médico psiquiátrico inducido; (ii) Industria favorable a la economía de las naciones productoras y consumidoras; (iii) Arma geopolítica para mermar las defensas de las naciones enemigas, estimulando la cosecha en países invadidos, para exportar la producción a otras naciones enemigas, estimulando el consumo.

En lo social y como industria, puedes ver incluso con datos de la Oficina de drogas de la ONU, y darte cuenta que heroína, cocaína y diversas drogas sintéticas para este momento representan récord de producción, comercialización y por supuesto consumo. El informe mundial sobre las drogas de las Naciones Unidas (2024), al respecto indica:

"El número de personas que usan drogas se elevó a 292 millones en 2022, lo que representa un aumento de 20% en 10 años. El cannabis sigue siendo la droga más ampliamente consumida en todo el mundo (228 millones de consumidores), seguido por los opioides (60 millones de consumidores), las anfetaminas (30 millones de consumidores), la cocaína (23 millones de consumidores) y el éxtasis (20 millones de consumidores). Los nitazenos, un

grupo de opioides sintéticos que pueden ser incluso más potentes que el fentanilo, han surgido recientemente en varios países de renta alta, lo que ha provocado un aumento en las muertes por sobredosis.

Si bien alrededor de 64 millones de personas en el mundo sufren de trastornos por el uso de drogas, solo una de cada 11 recibe tratamiento. Las mujeres tienen menos acceso al tratamiento que los hombres: solo una de cada 18 mujeres con trastornos por consumo de drogas recibe tratamiento en comparación con uno de cada siete hombres.

En 2022, se produjo una nueva cifra récord de 2,757 toneladas de cocaína, lo que representa un aumento de 20% respecto a 2021. Por su parte, el cultivo mundial de arbusto de coca aumentó 12% entre 2021 y 2022, hasta alcanzar las 355,000 hectáreas. El auge prolongado de la oferta y demanda de la cocaína ha coincidido con la escalada de violencia en los estados ubicados a lo largo de la cadena de suministro, principalmente en Ecuador y los países del Caribe, y un incremento en los daños a la salud en los países de destino, incluidos los de Europa Occidental y Central.

Para enero de 2024, Canadá, Uruguay y 27 jurisdicciones de Estados Unidos habían legalizado la producción y venta de cannabis para uso no médico, mientras que en otras partes del mundo han surgido diversos enfoques legislativos. En estas jurisdicciones en las Américas, el proceso parece haber acelerado el consumo nocivo de la droga y ha dado lugar a una diversificación de los productos de cannabis, muchos de ellos con un alto contenido de THC. Las hospitalizaciones relacionadas con trastornos por consumo de cannabis y la proporción de personas que sufren trastornos psiquiátricos e intentos de suicidio asociados al consumo habitual de cannabis han aumentado en Canadá y Estados Unidos, especialmente entre personas jóvenes adultas.

Tras el drástico descenso de la producción de opio de Afganistán en 2023 (95% respecto a 2022) y el aumento en la producción en Myanmar (36%), la producción mundial de opio disminuyó 74% en 2023. La drástica contracción del mercado afgano de opiáceos hizo que los agricultores afganos fueran más pobres y unos pocos traficantes más ricos. Las consecuencias a largo plazo, entre ellas la pureza de la heroína, el cambio a otros opiáceos por parte de los consumidores de heroína y/o un aumento de la demanda de servicios de tratamiento por opiáceos, podrían sentirse pronto en los países de tránsito y destino de los opiáceos afganos."

Fuente: Informe Mundial Sobre las Drogas ONU-2024.

Si vemos las cifras de 2015, un universo de 312 millones de personas consumía drogas. Más de 37 millones de personas en el mundo, consumían anfetaminas y otros estimulantes prescritos con recetas. Más de 183 millones de personas consumían cannabis (marihuana), otras 35 millones drogas opiáceos (morfina), 22 millones de humanos éxtasis, 18 millones opioides (heroína) y 17 millones consumían cocaína. Al consumo se suma Nuevas Sustancias Psicoactivas (NSP), al respecto las Naciones Unidas indican que es *"escasa o nula la información científica de que se dispone para determinar los posibles efectos de esas sustancias y la mejor manera de contrarrestarlos"*.

Por otro lado, la mujer se ve más afectada en padecimientos de trastornos relacionados con el consumo de drogas. Éstos afectan al hombre en 17% en opioides y 26% cocaína, pero a la mujer en más de 25% a consecuencia del consumo de opioides y 40% en cocaína. Dificultando su asistencia ya que se establece para la mujer un menor acceso a los tratamientos.

Para 2001 los EE.UU. invaden Afganistán por el derribo de las torres gemelas el 11S, suceso en el cual los Estados Unidos de Norteamérica implican al grupo *Al-Qaida* de *Osama Bin Laden*, su ex socio. Éste hecho se realizó cobijado en una operación militar de corto plazo, llamada *Justicia Infinita*. Esa operación militar de "justicia" se transformó al poco tiempo en la operación militar *Libertad Duradera*, lo que permitió control del territorio afgano, a su vez reapareció luego de la invasión y control militar el cultivo de Opio. Al respecto el informe mundial, en sus estadísticas, indica:

> *"En 2016 la producción mundial de opio aumentó un tercio en comparación con el año anterior. Si bien también aumentó la superficie dedicada al cultivo de adormidera, el gran aumento de la producción de opio se debió principalmente al mayor rendimiento obtenido de la adormidera en el Afganistán en comparación con el año anterior. "*

Luego de la invasión de Afganistán y el permanente control militar no han disminuido las plantaciones de Opio, por el contrario, la producción se ha incrementado en récord histórico a más de 220.000 hectáreas cultivadas, sólo hasta 2014. Las drogas más letales son los derivados del Opio, tales como: morfina, codeína, heroína, oxicodona, metilhidromorfinona, y también los opioides sintéticos entre ellos fentanilo, metadona, buprenorfina y tramadol, usados como analgésicos y tranquilizantes. Estas drogas ocasionan el 75% de las muertes, también incrementan el padecimiento de *Hepatitis* C y *Sida*, por el uso compartido de jeringuillas entre adictos.

Zona dedicada al cultivo de adormidera en Afganistán, 2016.

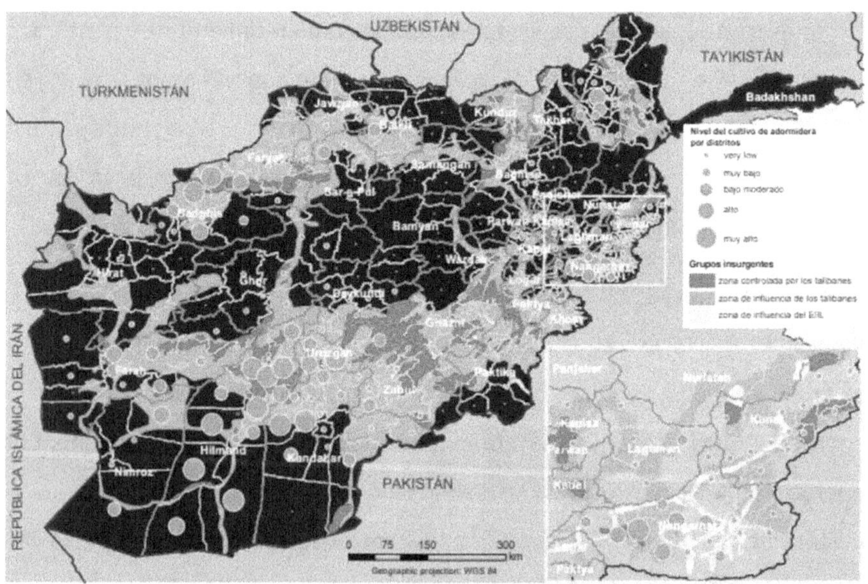

Fuente: Informe Mundial sobre las Drogas 2017. © Naciones Unidas.

Ministerio de Lucha contra los Estupefacientes y UNODC, Estudio del Opio en el Afganistán 2016 – Cultivo y producción (Viena, 2016).

La información sobre los grupos insurgentes fue obtenida del Instituto para el Estudio de la Guerra, noviembre de 2016.

Pero en el Informe de Naciones Unidas no aparecen cifras por adicción a dopamina ante hiperactividad por el uso desmedido de teléfonos inteligentes y otros dispositivos. No es considerado un problema de salud pública.

CASTRACIÓN DEL DERECHO A LA AUTODETERMINACIÓN MENTAL

Socialmente piensas que tienes el control, que muchas de las disciplinas, especialidades y profesionales están para permitirte disfrutar el placer de la vida. Lamentablemente no es así, por tanto, tienes poco o ningún acceso a información que te muestre la realidad, y por el contrario eres condicionado.

Al final los ratones del laboratorio… somos nosotros, y mientras crees que tienes el control, de modo inesperado puedes descubrir que eres tú quien permanentemente ha sido manipulado.

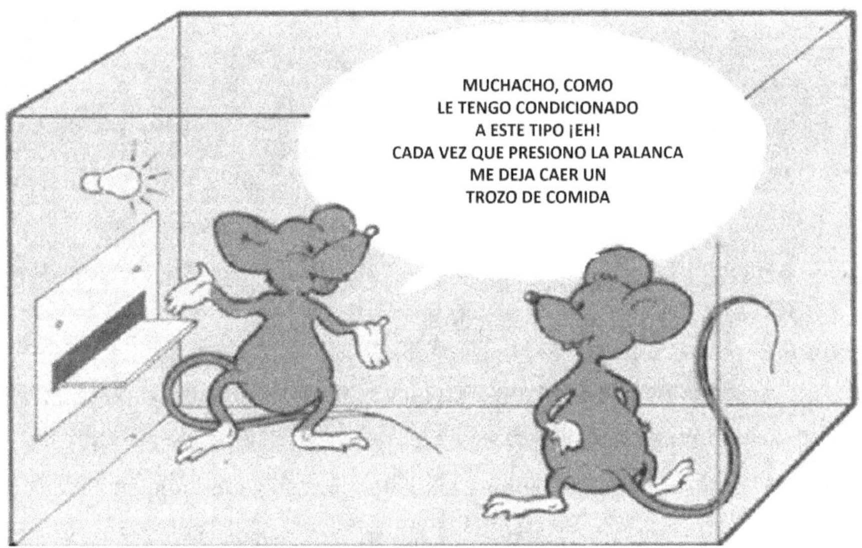

Hay una fábula que he contado en repetidas oportunidades en mis conferencias, la "fábula de los monos". Un científico llevó a cabo un experimento, referido al comportamiento animal. En una habitación metió cinco monos, en el centro del recinto puso una escalera con un racimo de plátanos (bananas) en su parte alta.

Cuando los primates quedaron solos, inmediatamente uno de los animales empezó a subir las escaleras para agarrar la fruta y comer. Pero apenas estaba subiendo, todos eran rociados con agua fría proveniente de una manguera, hasta que el mono desistió de subir. Así se repitió por varias veces, hasta llegar un momento en que si alguno quería subir las escaleras por los plátanos, pero apenas ponía la pata sobre las escaleras, sus cuatro compañeros restantes le agredían para que no lo hiciera. Ya no era necesario rociarlos con agua, ellos mismos prohibían subir para evitar ser bañados de agua fría.

El científico sustituyó a uno de los monos, por uno que no había estado en el experimento. Apenas fue dejado allí, al ver las frutas quiso subir las escaleras, pero inmediatamente fue agredido por los cuatro monos restantes. El nuevo animal, pasado un rato insistía en subir, pero nuevamente era arremetido, hasta que dejó de intentarlo.

En ese punto, el científico sustituyó a otro de los monos con los que inició el experimento. Inmediatamente la situación se repitió, el que acababa de llegar fue agredido por todos al intentar subir las escaleras. Uno a uno se sustituye cada primate restante de cinco iniciales, sin embargo, la situación permanentemente se repetía de modo similar.

Cada vez que ingresaba un animal nuevo y tenía hambre, al ver las bananas intentaba acercarse a las escaleras para subir, pero era agredido por los cuatro restantes. Incluso luego de cambiarlos a todos los monos que habían sido castigados con agua fría, los nuevos que nunca habían sido rociados con líquido, repetían el comportamiento que copiaron de sus antecesores.

A pesar de tener hambre, aprendieron que estaba prohibido acercarse a las escaleras con frutas. Tampoco se cuestionaron dicho comportamiento.

Los animales no se revelaron, ni sabían por qué no se atrevían, solo habían visto que siempre había sido así. No hay indicios de que no sea una fábula, se cree que fue derivado a raíz del experimento científico *Cultural Adquisition of a Specific Learned Response Among Rhesus Monkeys* (Adquisición cultural de una respuesta específica aprendida entre los monos Rhesus), de Godon R. Stephenson en 1966. No obstante, recrea muy bien el comportamiento que mayormente tiene el ser humano, mucho más el de la era moderna, que desde niño es condicionado para mermarle las capacidades.

El Sistema motivacional y el circuito de recompensa

El Sistema Motivacional o Sistema Dopaminérgico, es el área de tu cerebro vinculada a estas respuestas. Se genera una **motivación** por vía de circuitos neuronales, o bien por **castigo** efecto generado desde la amígdala cerebral derecha, o **recompensa** desde el sistema dopaminérgico, amígdala y área orbifrontal media.

Los descubrimientos referentes a este mecanismo de recompensa, datan del año 50 del siglo pasado, fue gracias a los estudios de *Peter Milner y James Olds*. Ambos implantaron electrodos en una rata de laboratorio, específicamente lo querían hacer en el Sistema reticular del mesencéfalo (un área relacionada con sueño-vigilia). La rata tenía el cable puesto en su cabeza, estaba colocada dentro de una caja cuadrada, cada esquina tenía una letra: A, B, C y D. Cada vez que la rata iba a la esquina A, *James Olds* presionaba un botón para generar un estímulo eléctrico por medio del electrodo. La rata empezó a desear ir a la esquina A, les llamó la atención que continuamente el animal iba a la esquina a donde recibía el choque eléctrico. Cambiaron la estrategia y decidieron presionar el botón, solo cuando el animal fuera a la esquina B, inmediatamente la rata prefirió ir continuamente a esa equina para recibir la carga eléctrica. Ambos no se explicaban lo que sucedía, esperaban que la rata evitara ir a la esquina donde recibía choques eléctricos, era lo lógico, eso ya lo había comprobado *Skinner* con su caja.

Años antes, *B. F. Skinner* había inventado una caja para sus experimentos, la llamaron la *Caja de Skinner*, él había metido una rata con un electrodo, pero con palancas que el animal podía presionar. Una palanca al ser presionada daba un choque eléctrico en la cabeza del animal, otra palanca permitía recibir comida o agua. Rápidamente la rata apretaba más a la palanca que le permitía recibir una recompensa, el líquido o alimento. Evitaba de igual manera presionar la palanca que le daba choques eléctricos. El experimento se llamó *Condicionamiento Operante*, el animal se condicionaba para presionar y recibir la recompensa, al tiempo que evitaba el castigo.

Peter *Milner y Olds* habían copiado la caja de *Skinner*, pero en el experimento de ellos el resultado era al revés, la rata sentía placer con la electricidad. Modificaron el experimento eliminando el botón que activaba manualmente el científico para generar electricidad. Pusieron directamente el activador en la palanca que la rata podía manipular, eso cerraba el circuito y pasaba electricidad hasta el electrodo que el animal tenía puesto en su cabeza. Los resultados fueron asombrosos, la rata apretó hasta 7.000 veces por hora la palanca para recibir electricidad en su cabeza.

¿La razón? los científicos se habían equivocado al poner el electrodo, lo iban a colocar en el *Sistema reticular del mesencéfalo* pero lo hicieron en el área llamada *Septum*. Descubrieron que estimular la superficie del cerebro no producía esa recompensa, pero a lo interno del cerebro muchas áreas sí. Dando continuidad a variantes del experimento, notaron que:

¨*las ratas **preferían estimular el circuito del placer** [en vez de] comida y el agua. **Las ratas macho ignoraban a hembras en celo y las ratas hembra abandonaban a sus crías para apretar la palanca. Algunas ratas se auto-estimulaban 2.000 veces por hora durante las 24 horas** excluyendo cualquier otra actividad. Apretar la palanca se había convertido en todo su mundo.*

Se programaron nuevos estudios variando sistemáticamente la ubicación de los electrodos para mapear el circuito de recompensa del cerebro. Los experimentos demostraron que la estimulación de la superficie del cerebro (neocórtex), no producía recompensa. Sin embargo, en la *profundidad del cerebro **no había un único** lugar del placer **sino todo un circuito de estructuras conectadas**: el <u>área ventral tegmental, el núcleo accumbens, el haz prosencefálico medial y el septum</u>, así como porciones del tálamo e hipotálamo.*

No todas las regiones producían el mismo placer. En algunos sitios las ratas se estimulaban 7000 veces por hora y en otras solo 200.¨

En 1972 el neurólogo y psiquiatra *Robert Galbraith Heath* publicó resultados de sus experimentos, fueron similares a los de *Milner y Olds*, pero con una gran diferencia, *Galbraith Heath* experimentó con seres humanos. Por supuesto, inicialmente no había personas que voluntariamente lo permitieran, por lo que usó a pacientes psiquiátricos. Sus experimentos en cuanto a estimulación cerebral profunda, están catalogados de polémicos y nada éticos. Entre sus consecuencias a las personas por efecto de sus experimentos, donde buscaba curar la esquizofrenia y curar padecimientos, están las siguientes:

¨5 de los 20 pacientes iniciales mostraron Mejora marcada, 8 de 20 [pacientes] mejora significativa. [En] 14 Sin embargo, estas mejoras pueden haber sido resultado de pacientes que reciben atención extra;

Heath reconoció que los beneficios a largo plazo de la intervención no se [podían] evaluar. Finalmente detuvo estos estudios, llegando a la conclusión de que ¨los efectos beneficiosos en el grupo de pacientes... no habían sido significativos¨.

Independientemente de si la investigación de Heath resultó en la mejora psiquiátrica, es difícil ignorar las [complicaciones del] postoperatorio, de 20 pacientes del grupo inicial 2 desarrollaron abscesos cerebrales falleciendo, 3 tuvieron convulsiones en el postoperatorio inmediato. Y otros 2 pacientes tuvieron convulsiones múltiples que continuaron después de 6 meses.¨

Fuente: Department of Neurosurgery, University of Oklahoma Health Sciences Center, Oklahoma City, Oklahoma - Dr. Robert G. Heath: a controversial figure in the history of deep brain stimulation. / Investigación traducida por el autor.

Heath investigando las *Bases patológicas de la esquizofrenia*, migró de experimentar con animales a ensayar con personas sanas. El reclamó como descubrimiento suyo una molécula llamada *Taraxein*, aislada de pacientes con esquizofrenia. Creó un suero contaminado con dicha molécula y la inoculó en humanos voluntarios que estaban sanos. El Dr. *Heath* informó que a las horas de inyectados, estos voluntarios presentaron síntomas asociados a la esquizofrenia. Muchos otros científicos quisieron replicar éste experimento siendo infructuoso, por lo que la comunidad psiquiátrica que condenaba sus métodos tildó sus resultados con *Taraxein* de autoengaño.

Esquema del Laboratorio del Dr. Galbraith Heath.

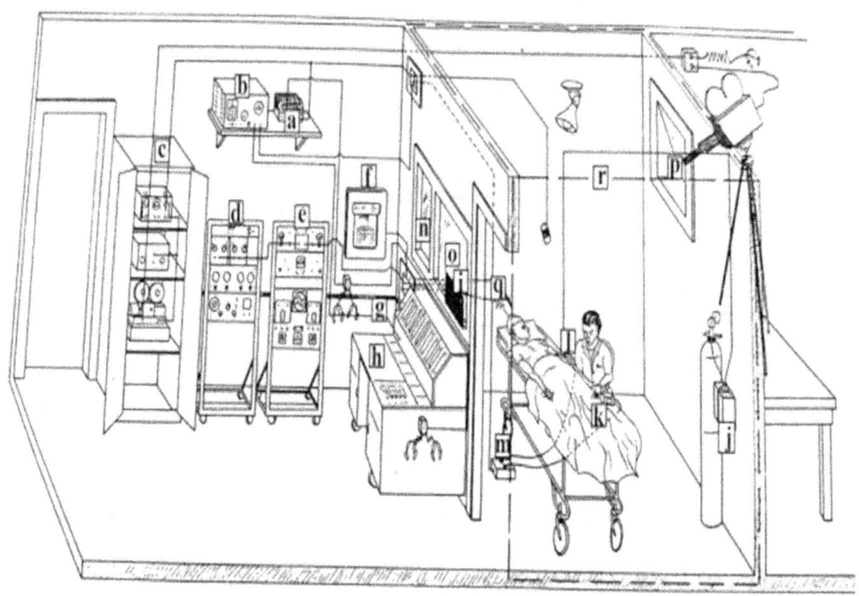

La imagen ilustra una sección transversal del paciente y la sala de instrumentos. Las etiquetas en la ilustración muestran lo siguiente: a) amplificador de audio alimentado por un micrófono en la sala blindada, la salida de audio está conectada a los auriculares para que personal en la sala de instrumentos también pudiera oír; b) equipo electrónico para registrar la presión arterial intra-arterial en el EEG; c) equipo filmación; d) equipos de estimulación eléctrica; e) monitor de estímulo y equipo de calibración; f) temperatura de la piel; g) cables de tierra eléctrico; h) electroencefalógrafo; i) panel de registro de estimulaciones de la sala blindada; j) reservorio salino y tanque de presión con regulador; k) medidor indicador de presión arterial de la utilidad; l) transductor de presión arterial; m) unión presión arterial caja; n y o) vidrios semitransparentes; p) puerto de cámara de imágenes en movimiento; q) termopares a 8 puntos del cuerpo; r) protector para electrostática.

Fuente: Department of Neurosurgery, University of Oklahoma Health Sciences Center, Oklahoma City, Oklahoma - Dr. Robert G. Heath: a controversial figure in the history of deep brain stimulation. / Investigación traducida por el autor.

Los experimentos realizados por Peter *Milner* y *Olds* con ratas, o más bien el error en un experimento, les permitió adentrarse en otro mundo inexplorado para entonces, el de la **Neurobiología del placer**, el **SISTEMA DOPAMINÉRGICO** (SD), lo que constituye **tu circuito de recompensa.**

El SD, es el área del cerebro que influye en el placer y la recompensa. Por tanto **ES ALLÍ DONDE RADICA TU MOTIVACIÓN**, lo que resulta placentero y gratificante para ti. El sistema dopaminérgico lo constituye el **Lóbulo Frontal,** vinculado a <u>personalidad y</u> 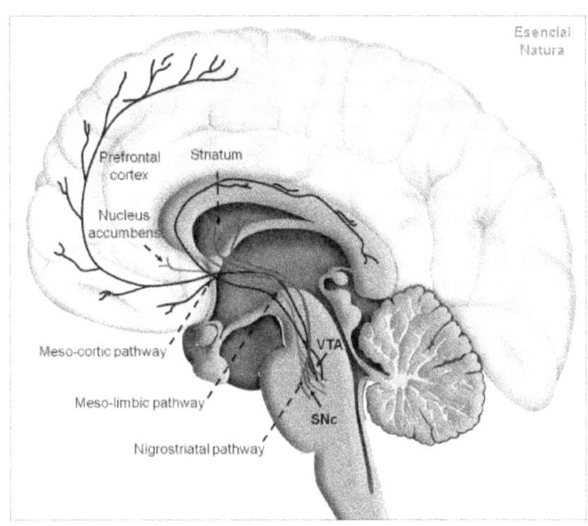

<u>emociones</u>; El **Núcleo Accumbens**, vinculado a sentir <u>placer y recompensa</u>; **Área Tegmental Ventral**, involucrado en la <u>recompensa, motivación, cognición y adicción</u>; **Cuerpo Estriado**, regula <u>conducta instintiva</u>, tono muscular y comportamiento sexual. Bloquea la actividad de la corteza cerebral, y; **Sustancia Negra**, es <u>regulador</u> del cuerpo estriado por medio de dopamina, también está vinculado al párkinson.

Los Circuitos de Recompensa se dividen en tres tipos, intrínsecos, extrínsecos o mixtos. Los monos de la fábula, tuvieron una MOTIVACIÓN INTRÍNSECA de un interés propio al sentir hambre y ver la fruta, allí fueron estimulados por la **dopamina** quien tiene un gran papel en las motivaciones de éste tipo. Pero fueron bloqueados por un estímulo EXTRINSECO, el que proviene desde fuera de su ser. Las redes sociales, por ejemplo, te generan esa sensación de bienestar y adicción basado en un diseño que juega con tu sistema motivacional. Cuando pones un post en Instagram, te mueve la búsqueda de recompensa desde tú cerebro, al recibir dicha publicación muchos *likes* segregas dopamina y sientes placer. De igual manera desear un helado, un chocolate o ir a una pizzería para comer.

Al igual que en resultado de recompensa en experimento con ratas y posteriormente con humanos, el Sistema Dopaminérgico también está involucrado con conductas adictivas. Es un proceso neurobiológico que desencadena en sentir placer, bienestar y euforia. Conforme lo reseña M. Corominas (2007), del Servicio de Psiquiatría del *Hospital Universitari Vall d'Hebron*, en su trabajo *The dopaminergic system and addictions*, a saber:

> *"El sistema dopaminérgico es uno de los elementos cruciales en el trastorno adictivo, cuya implicación e importancia han confirmado repetidamente los estudios realizados en este campo. Estudios experimentales sobre roedores han puesto de manifiesto que la administración aguda de psicoestimulantes, alcohol y opiáceos provoca un incremento en la actividad del sistema dopaminérgico de la recompensa, que en individuos vulnerables puede significar el inicio del proceso adictivo. En este sentido, las sustancias adictivas se comportan de manera similar a las recompensas naturales (la bebida, el sexo o las relaciones sociales); sin embargo, a diferencia de éstas, las sustancias adictivas inducen sensibilización dopaminérgica, sobre todo cuando se consumen de forma repetida e intermitente. La adicción comienza como una conducta instrumental cuyo objetivo –obtención y consumo de la droga– es estimulado por las cualidades hedónicas de la sustancia, con el aumento subsiguiente de la frecuencia de consumo. La dopamina mesolímbica es el neurotransmisor crucial en el aprendizaje apetitivo instrumental. Durante el consumo crónico se produce una situación bifásica en la liberación de dopamina. Por una parte, en el momento de la ingesta existe una elevación de los niveles de dopamina extracelular, y por otra, al cesar el consumo, se manifiesta una disminución de la liberación endógena de dopamina. La hipofunción dopaminérgica endógena se ha observado durante la abstinencia de las distintas drogas de abuso, cocaína, morfina, alcohol y nicotina, y afecta de manera especial al estriado ventral. Durante la abstinencia, la hipofuncionalidad dopaminérgica se asocia a cambios neuroadaptativos que afectan, principalmente, a los circuitos de la recompensa."*

Fuente: The dopaminergic system and addictions – Neurol, 2007. (p.23-24)

NEUROTRANSMISORES:
Herramienta para dominio o emancipación cognitiva

Los neurotransmisores son biomoléculas o sustancias químicas, liberada por las neuronas (presináptica) en respuesta a un impulso nervioso. Estas trasfieren información mediante la sinapsis a otra neurona cercana (postsináptica). La información se transporta mediante el cambio de polaridad en las membranas de las células.

En el caso de las hormonas, éstas se diferencian en que llevan comunicación a cualquier célula, sin importar distancia en el cuerpo, llega por medio de la sangre. Podemos decir que, **ante un estímulo nervioso**, se genera la acción de **liberar un neurotransmisor**, éste es recibido por otra neurona y se da paso a una **comunicación** y seguidamente a un **estímulo o desestimulo**, un estímulo excitatorio o inhibitorio, con lo que se desencadena una **respuesta o una acción**. Seguidamente te mostraré algunos de los neurotransmisores y su función, al leer reconocerás acciones que consideras o crees que no dependen de ti. Te repito... tú eres tu cerebro.

ACETILCOLINA

Vinculada a:

- ✓ Excitatorio del movimiento.
- ✓ Influye en el sistema nervioso autónomo.
- ✓ Afecta al sueño REM.
- ✓ Función neuroendocrina.
- ✓ Actúa en la formación de los recuerdos.
- ✓ Vinculada a la percepción del dolor.

Es mensajera entre neuronas en el sistema nervioso.

Esta molécula es vital para que se pueda transmitir el impulso nervioso.

Interviene en el proceso de sinapsis provocando un efecto excitatorio o inhibitorio en la neurona.

ADRENALINA

Sinónimo: Epinefrina.

Vinculada a:

- ✓ Aumento del ritmo cardíaco.

- ✓ Ralentización del movimiento intestinal.

- ✓ Incremento del ritmo respiratorio.

- ✓ Descomposición de glucógeno para activar mayor energía.

- ✓ Aumento presión sanguínea a órganos vitales.

- ✓ Dilatación de las pupilas.

- ✓ **Es una hormona, que se libera en situaciones de alerta y tensión como estrés, excitación y nerviosismo.**

- ✓ Relacionada con la atención.

- ✓ Puede llegar a cualquier célula del cuerpo, iniciando reacciones.

- ✓ **Proporciona energía para que nuestros músculos y cuerpo respondan a una situación de peligro.**

¨*La adrenalina es producida por nuestro cuerpo, concretamente en las glándulas suprarrenales que se encuentran encima de los riñones.*

Puede ser sintetizada en los laboratorios para crear fármacos administrados en casos de emergencia médica. Esto último, por sí mismo, sirve para hacernos una idea de la importancia que tiene para nuestro organismo la existencia de una sustancia como la adrenalina, que interviene en varios de los procesos más básicos de supervivencia.

La adrenalina nos prepara para las situaciones en las que necesitamos estar especialmente activados tanto física como psicológicamente. Es por eso que se puede decir que la adrenalina desencadena mecanismos de supervivencia que se ponen en marcha en situaciones de emergencia, como aquellas en las que se percibe peligro o se tiene que reaccionar de manera rápida.¨

https://psicologiaymente.com/neurociencias/adrenalina-hormona-activa

NORADRENALINA

Sinónimo: Norepinefrina.

Vinculada a:

- ✓ Placer sexual
- ✓ Atención
- ✓ Vigilia
- ✓ Consciencia
- ✓ Frecuencia cardíaca
- ✓ Favorece respuesta de huida ante peligro.
- ✓ Influye en la motivación
- ✓ La depresión es vinculada al déficit de éste neurotransmisor
- ✓ Influye en estrés y agresividad
- ✓ Vinculada al Alzheimer
- ✓ **Transmite mensajes a través de los nervios, a diversas partes del cuerpo.**
- ✓ Relacionada con acción de vigilia del entorno que nos rodea y niveles de conciencia, al reducir los niveles se produce somnolencia y tristeza.
- ✓ También actúa elevando la frecuencia cardíaca.
- ✓ Está implicada en la sensación de placer en la actividad sexual.

¨*Es la causa más frecuente de demencia (50-60 % de las demencias). Descrita por primera vez, en 1917, por Alois Alzheimer. En la demencia de Alzheimer se presenta un deterioro de la memoria acompañado de al menos uno de las siguientes alteraciones cognoscitivas: afasia, apraxia, agnosia y alteración de la capacidad de ejecución. Con respecto a la edad de su aparición el DSM-TR distingue entre la demencia de Alzheimer de inicio precoz (antes de los 65 años) y de inicio tardío (después de los 65 años).*

Los factores genéticos desempeñan un papel en esta enfermedad, pero la forma llamada familiar, transmitida a través de un gen autonómico dominante es muy rara.

Los neurotransmisores más implicados en esta enfermedad son la acetilcolina y la noradrenalina.¨

(https://psiquiatria.com/glosario/noradrenalina)

DOPAMINA

Vinculada a:

- ✓ Placer
- ✓ Relajación
- ✓ Memoria
- ✓ Tranquilidad
- ✓ Confianza
- ✓ Incremento de la motivación
- ✓ Comportamiento
- ✓ Estado de ánimo
- ✓ Inhibidor de prolactina, la hormona que estimula las glándulas mamarias para producir leche materna.
- ✓ **Es responsable de sensación de placer y relajación.**
- ✓ Tiene influencia también en procesos cognitivos asociados al aprendizaje.
- ✓ También se le asocia a la seguridad o inseguridad a nivel de la personalidad.

Es producida por el cuerpo humano, también puede ser sintetizada en laboratorios.

¨La dopamina es la sustancia química que interviene en los receptores del placer del cerebro. Se libera en situaciones placenteras y estimula al individuo a ir en busca de aquello que le ha proporcionado esta sensación. Aquí se encuentra principalmente la comida, el sexo y drogas de abuso, ya que todos ellos estimulantes de la liberación de dopamina en el cerebro, particularmente en áreas tales como el núcleo Accumbens y la corteza prefrontal.

De hecho, el sobrepeso se ha relacionado con el déficit de receptores dopaminérgicos en el sistema nervioso del sujeto, motivo por el cual parecen necesitar ingerir más cantidad de comida para notar la misma satisfacción que otras personas.

Se ha podido observar que las personas con una densidad menor de receptores D2 de dopamina a nivel talámico son más creativas. Una de las funciones del tálamo es filtrar los estímulos procedentes de la corteza cerebral. Al parecer una menor cantidad de receptores facilitaría las conexiones neuronales que nos permiten asociar conceptos de una forma más eficiente, mejorando así la creatividad.

La sociabilidad se encuentra también muy ligada a la neurotransmisión de dopamina. Una baja captación y unión de la D2 de la dopamina con frecuencia se encuentra en personas con ansiedad social o fobia social.

Algunas investigaciones muestran que la cantidad de dopamina que se encuentra en la amígdala cerebral podría ser un indicador del grado de nerviosismo o tranquilidad habitual de una persona, así como la confianza que tiene en sí misma o la tendencia a ser más o menos temerosa.

La dopamina es uno de los neurotransmisores implicados en el control de las náuseas y vómitos a través de interacciones en la zona de activación de los quimiorreceptores. La metoclopramida es un antagonista de D2-receptor y evita las náuseas y los vómitos.

La dopamina es el principal inhibidor neuroendocrino de la secreción de prolactina... La dopamina es la hormona inhibidora de la prolactina (PIH), o prolactostatina."

https://www.psicoactiva.com/blog/la-dopamina-efectos-fisicos-psicologicos/

SEROTONINA

Vinculada a:

- ✓ Estado de ánimo

- ✓ Buen humor

- ✓ El apetito

✓ Miedo

✓ Ansiedad

✓ Angustia

✓ Deseo sexual

✓ Sueño

✓ Producción de melatonina

✓ **Es responsable de mantener el equilibrio en nuestro estado de ánimo.**

Relacionada con la angustia, miedo, la ansiedad, el deseo sexual.

También regula la cantidad de comida que ingerimos.

Necesaria en el proceso de elaboración de Melatonina.

Los niveles adecuados de éste neurotransmisor nos permitirán estar de buen ánimo, por el contrario bajos niveles de serotonina lo afectan, generando emociones negativas.

La escasez o ausencia de triptófano afecta nuestros niveles de serotonina, ya que es un aminoácido esencial para sintetizarla.

¨Se sabe que los carbohidratos, especialmente los alimentos dulces y almidonados -principalmente bollería, chocolates, gominolas, patatas fritas y otros snacks, hamburguesas, etc.-, impactan indirectamente en los niveles de serotonina.

Por eso es habitual que las personas con bajos niveles de serotonina anhelen los alimentos que son ricos en carbohidratos. Esto se manifiesta en antojos y necesidad de comer compulsivamente. Estos alimentos aumentan temporalmente los niveles de este neurotransmisor y te hacen sentir mejor. Sin embargo, poco después de la ingesta se agotan los niveles de serotonina drásticamente. Esta disminución dramática de la serotonina conduce a sentimientos de somnolencia, hostilidad, ansiedad y depresión.

La cantidad de serotonina disponible también afecta directamente a la producción de melatonina. Así, cuando los niveles de serotonina son bajos, la capacidad de producir melatonina se ve afectada y, como parte de un efecto dominó, el ritmo circadiano se altera. Cuando esto sucede, es extremadamente difícil para alguien seguir un patrón natural de sueño/vigilia. Concretamente, se ven afectada negativamente la capacidad de dormirse y permanecer dormido.

A través de la observación de imágenes del cerebro se ha demostrado que las personas que tienen como compañera frecuente a la ansiedad liberan una cantidad menor de esta sustancia química en las áreas del cerebro responsables de los impulsos y del control emocional. La serotonina es un químico importante para la función cognitiva normal. Los niveles adecuados de este neurotransmisor mejoran la capacidad cognitiva y pueden ayudar a compensar el funcionamiento cognitivo limitado.

Los niveles de serotonina tienen un efecto importante en la producción de energía. Algunas personas que experimentan fatiga crónica muestras cantidades insuficientes de la sustancia química. Sin embargo, cuando los niveles de este neurotransmisor se reponen, es común que los que sufren de fatiga noten una mejora importante en los niveles de energía."

https://lamenteesmaravillosa.com/signos-que-te-advierten-que-tienes-niveles-bajos-de-serotonina/

MELATONINA

Vinculada a:

- ✓ Sueño (dormir)
- ✓ Ritmo circadiano

La melatonina (MT) interviene en el ciclo natural del sueño.

Es una especie "sensor" de luz y oscuridad, ajustando el cuerpo a ese ciclo. Por tanto es muy importante para reforzar el sistema inmunológico.

"Es una hormona endógena producida por los pinealocitos de la glándula pineal. Fue aislada en la década de los 50 por Lerner, et al, quienes describieron su estructura química (N-acetyl-5-metoxi-triptamina). Su síntesis se realiza a partir del triptófano y serotonina, es secretada sólo durante las horas de oscuridad del ciclo día-noche.

Esta hormona no se almacena sino que se libera una vez sintetizada, está relacionada con el proceso de inducción del sueño y sincronización interna del ritmo circadiano de los mamíferos.

La síntesis de la melatonina también se produce en otras áreas fuera de la glándula pineal como en retina, intestino o glándulas lacrimales pero en estas áreas posee más bien una función paracrina dado que la pinealectomía elimina prácticamente la concentración de melatonina circulante.

La regulación en la producción de melatonina es llevada a cabo por receptores posinápticos localizados en el ganglio cervical superior, que a su vez inerva la glándula pineal. El núcleo supraquiasmático del hipotálamo recibe estímulos desde la retina por medio del tracto retinohipotalámico y durante las horas de oscuridad las eferencias del núcleo supraquiasmático estimulan al ganglio cervical superior y a la glándula pineal produciendo secreción de melatonina. Dicha estimulación es suprimida por la luz, en especial la luz brillante.

La producción de melatonina está influenciada por factores tales como la edad (más abundante en niños), la estación del año (en verano la secreción de melatonina se adelanta y en invierno se retrasa) el ciclo menstrual, estrés o ejercicio, tiempo diario de exposición al sol, algunos fármacos como las benzodiacepinas o los γ-bloqueantes e incluso algunas patologías (en la cirrosis hepática la producción de melatonina está disminuida).

Bases bioquímicas implicadas en la regulación del sueño. Arch Neurocien. Vol. 18, (p.49)

ENDORFINA

Vinculada a:

- ✓ Placer
- ✓ Bienestar
- ✓ Vida plena
- ✓ Sexo
- ✓ Ejercicio físico
- ✓ Chocolate
- ✓ Picante (comida)
- ✓ Dolor
- ✓ Risa
- ✓ Estrés

Conocida como un opiáceo natural del cuerpo o endógeno. Es un neuropéptido. Es modulador-inhibidor del dolor físico y también el psicológico. Tiene que ver con sensaciones de placer, bienestar y calma físico-mental. Su segregación es una recompensa en el organismo, lo que lleva a repetir la conducta que generó ese estado de placer.

¨El poder de la adicción a las drogas está relacionado con el mecanismo de regulación de las endorfinas: teniendo una estructura similar, si se encuentran en la sangre en altas concentraciones el organismo no necesita producirlas. Fórmulas para poner en acción la producción de endorfinas, sin usar medicamentos... El método es sencillo, debemos potenciar las situaciones que nos resultan agradables aumentando así nuestro estado de ánimo y como consecuencia se estimulará la producción de esta hormona.

Las comidas: Disfrutando determinadas comidas estimulamos varios sentidos de nuestro cuerpo, esto produce una experiencia sensorial que desarrolla la producción de endorfinas.

La música: Escuchando música logramos penetrar en una experiencia sensorial tan grande, que ésta influye enormemente en nuestro estado de ánimo. Para aumentar la producción de endorfinas debemos crear un ambiente placentero, eligiendo la música que más nos relaje o que más nos guste.

Los ejercicios físicos: No debemos realizarlos encerrándonos en un gimnasio, la mejor manera de disfrutar de ellos es corriendo, caminando o andando en bicicleta. Estos ejercicios ayudan a eliminar la depresión y es la mejor y más rápida manera de elevar las endorfinas.

La risa: Es un excelente estimulante del cuerpo tanto físico como emocional, mejora la respiración, libera tensiones y produce endorfinas.

Las ilusiones sanas: Se trata de poder disfrutar del futuro, despegándose del pasado y de las cosas malas que nos suceden en el presente. Sobreponernos a las cosas adversas teniendo proyectos esperanzadores y soñando con cosas posibles de concretar. Si mantenemos las ilusiones y las expectativas reales lograremos mantener el buen humor y nos será más fácil comenzar cada día.

Un hobby: Cuando sentimos que nuestras reservas de endorfinas se está acabando recurrir a una actividad que nos gusta es la solución. Al desarrollar esa labor que nos da placer logramos inmediatamente elevar el nivel de endorfinas.

El recuerdo de sucesos felices: Rememorando momentos felices del pasado, nuestro cerebro las experimenta y las revive como si estuvieran pasando nuevamente, y es justo aquí cuando recuperamos la alegría y comienzan a liberase nuevas endorfinas. El contacto físico con los otros: Aumentamos el nivel de producción hormonal cuando tenemos contacto físico con quien nos aprecia y quiere, sabemos que es importante estimular el sentido del tacto, al igual que el del olfato y del oído. Nuestro cerebro aumenta la producción de endorfinas cuando las terminaciones nerviosas de nuestro cuerpo se estimulan al sentir cerca otro cuerpo.

La vida diaria: La monotonía, el aburrimiento, la rutina, hacen que nuestro organismo comience a bajar el nivel de producción de endorfinas. Para mantener la estabilidad en esta producción es necesario mantener la curiosidad y el interés por variados temas. La gran fuente de la felicidad está en observar y sorprenderse con las pequeñas cosas de la vida.

Los aromas de la vida: Los olores tienen un gran efecto inconsciente en el estado de ánimo y en los recuerdos. Nuestro cuerpo elabora endorfinas cuando el sentido del olfato se halla estimulado por aromas agradables.

El optimismo, el bienestar emocional y la actitud mental positiva determinan altos niveles de endorfina en nuestro organismo. Se agotan las reservas y cesan sus efectos cuando nos llenamos de pesimismo. Es necesario hacernos un tiempo dentro de nuestra rutina diaria para hacer las cosas que nos gustan y nos dan placer. Nuestra forma de vivir tiene que estar basada en el optimismo, que es la llave principal para producir la hormona de la felicidad. Para obtener una vida plena de felicidad es necesario mantener nuestro nivel de endorfinas estables y no solo el optimismo es el que nos sirve para este cometido, también es necesario rodearse de fuentes de alegría, como la familia, amigos, hijos, de los cuales recibimos alegría, compañía y energía.¨

https://www.ecured.cu/Endorfina

OXITOCINA

Vinculada a:

- ✓ Enamoramiento
- ✓ Amar
- ✓ Hacer el amor
- ✓ Efecto antiestrés
- ✓ Felicidad
- ✓ Contracciones
- ✓ Calma
- ✓ Relajación
- ✓ Empatía
- ✓ Confianza

Está vinculada al proceso del amor y el contacto, o el enamoramiento y al acto sexual (contracciones).

Está ligada al parto y a la lactancia materna. Muy importante en producir un efecto anti-estrés.

Está vinculado a la producción de leche materna.

Está involucrada en la creación de lazos afectivos.

¨*La Oxitocina es un neuropéptido conocido por facilitar funciones del sistema nervioso periférico, relacionadas específicamente con el sistema reproductivo. Sin embargo, en las últimas décadas se ha reconocido la función moduladora de la Oxitocina en el comportamiento social, a través de su liberación en el sistema nervioso central.*

Así mismo, estudios han mencionado que la Oxitocina es un potencial ansiolítico cuando un individuo ha sido sometido a estrés social. Por lo tanto, el objetivo de esta revisión es presentar una caracterización de la Oxitocina y su relación con distintas formas de interacción social y el estrés social; a través de los resultados presentados en distintos estudios, tanto en modelos animales como en humanos.

Además, se intenta mostrar la importancia de continuar con el estudio de la Oxitocina, dados los posibles vacíos teóricos y experimentales existentes, teniendo en cuenta las potenciales cualidades ansiolíticas de esta hormona.

La OT juega un rol fundamental en la regulación de la conducta sexual tanto en machos como en hembras (Lee et al., 2009). En machos está implicada en: el funcionamiento eréctil (Melis et al., 2010; Succu et al., 2008; Melis et al., 2007), la actividad copulatoria y la eyaculación (Gil, Bhatt, Picotte, & Hull, 2011). Es importante aclarar que la OT no actúa de forma individual, ésta debe interactuar con otras hormonas como por ejemplo la testosterona, pues si un macho se encuentra castrado a pesar de suministrarle OT no podrá tener erecciones (Connor & Heithaus, 1996).

En hembras la OT facilita: la maduración sexual (Parent et al., 2008), la manifestación de comportamientos de atractividad y receptividad, como por ejemplo en el marcado vaginal que realizan hembras de hámsteres como conducta pre-copulatoria (Martinez, Albers, & Petrulis, 2010) y/o las respuestas de lordosis (Arletti & Bertolini, 1985) y la estimulación de la secreción de prolactina en ratas (Kennett & McKee, 2012).

En humanos se ha identificado que la OT tanto para hombres como para mujeres es un marcador del orgasmo y en el momento de la cópula facilita el transporte de los espermatozoides y el óvulo por el incremento de la contractibilidad de los músculos correspondientes (Burri, Heinrichs, Schedlowski, & Kruger, 2008).

Se ha observado que en mujeres, los niveles de OT en plasma se correlacionan positivamente con la lubricación genital (Salonia et al., 2005).

La OT liberada de forma periférica interviene en las contracciones uterinas para el trabajo de parto y en la producción de leche (Neumann, 2008); mientras que la OT liberada en el sistema nervioso central facilita el inicio y mantenimiento de las conductas específicas del cuidado materno (Lee et al., 2009) en diferentes especies.

En el último siglo, la OT ha sido una molécula especialmente estudiada por su relación directa con el comportamiento social, el estrés social y la ansiedad. Las propiedades fisiológicas de la OT han permitido identificar el rol facilitador o inhibidor tanto en el SNP (el cual fue conocido desde inicios del siglo XX) como en el SNC (desde la décadas de los 80's se aumentó el interés investigativo).

Dentro de las distintas formas de interacción social en las cuales la OT tiene un efecto modulador como facilitador se encuentran el reconocimiento social, la conducta sexual, el emparejamiento y la conducta parental en distintas especies de animales, incluido el humano.

Frente a la agresión (comportamiento agonístico), los efectos moduladores de la OT están dirigidos no al comportamiento agresivo per se, sino a las respuestas de estrés que se presentan en un encuentro agonístico; lo que conlleva a aumentar el interés investigativo de los efectos del estrés social en la liberación o inhibición de esta hormona nanopéptida.¨

Florez-Acevedo, S. & Cardenas, F. P. (2016). Rol Modulador de la Oxitocina en la Interacción Social y el Estrés

GABA

Sinó nimo:

Ácido γ-Aminobutírico

Vinculada a:

- ✓ Inhibición neuronal
- ✓ Control del miedo
- ✓ Trastornos de ansiedad
- ✓ Epilepsia
- ✓ Control del estrés
- ✓ Cognición
- ✓ Reducción de híperexcitabilidad del Sistema Nervioso Central (SNC)
- ✓ **Es el principal neurotransmisor inhibitorio.**

La síntesis se lleva a cabo por la transformación del ácido glutámico a GABA.

Está presente en las neuronas del córtex cerebral y también en la médula espinal. Está presente en aproximadamente el 20% de las neuronas del sistema nervioso.

Participa en la comunicación entre neuronas

Es muy importante en la actividad cognitiva, el comportamiento y el estrés.

Este neurotransmisor ayuda a controlar el miedo y la ansiedad.

¨El GABA fue descubierto en 1950 por Eugene Roberts y J. Awapara, y desde entonces se han llevado a cabo diversos estudios para conocer mejor su relación con los trastornos de la ansiedad.

En las últimas décadas, las investigaciones sobre el GABA y las benzodiacepinas han sido numerosas, básicamente para buscar tratamientos contra las alteraciones patológicas del miedo y la ansiedad. Estos estudios han concluido que el GABA está implicado en dichas emociones, pero no parece que su papel sea otro que el de modulador inhibitorio de los otros sistemas de neurotransmisión como el de la noradrenalina.

Además, otros estudios también han aportado conclusiones interesantes respecto a cómo el efecto de este neurotransmisor es capaz de reducir los efectos del estrés en los individuos.

En un experimento publicado el Journal of Neuroscience se demostró que cuando los individuos realizan ejercicio físico de forma regular, el nivel de neuronas GABA aumenta en el cerebro, lo que afecta al hipocampo ventral, una región del cerebro vinculada a la regulación del estrés y la ansiedad.

Otro estudio, esta vez llevado a cabo conjuntamente por la Universidad de Boston y la Universidad de Utah, constató que también se produce un incremento de este neurotransmisor en los practicantes de yoga.¨

https://psicologiaymente.com/neurociencias/gaba-neurotransmisor

GLUTAMATO

Vinculada a:

- ✓ Sinapsis excitatoria
- ✓ Formación de GABA
- ✓ Neuroplasticidad
- ✓ Alzheimer
- ✓ Comunicación neuronal
- ✓ Neuroexcitotoxicidad

[Neurodegeneración celular por liberación excesiva de glutamato, (Olney-1978)]

Interviene en la mayor parte del proceso de sinapsis excitatoria en el Sistema Nervioso Central. Por lo que participa en que se ejecute la información sensorial emocional, cognitiva, motora.

Participa en el proceso de creación de memoria.

Es el creador de GABA.

¨El trastorno de déficit de atención/hiperactividad (ADHD) es la enfermedad neuropsiquiátrica más común en los niños y adolescentes. Puede continuar hasta la edad adulta en el 30-50% de los casos. Entre los tratos característicos del ADHD, se puede encontrar la propensión a tomar riesgos y la inclinación al abuso de drogas y al juego. Los sujetos son generalmente impulsivos y tienen dificultad en focalizar su atención durante un largo periodo de tiempo, así que tienden a evitar actividades que llevan mucho tiempo como la planificación y el desarrollo de estrategias.

Se sabe que estos síntomas están relacionados con la desorganización de los sistemas dopaminérgico y serotoninérgico: una baja concentración de dopamina en las regiones prefrontales del cerebro puede llevar a un aumento de glutamato¨

http://www.connectingthegrowingbrain.com/es/mr-imaging-detects-metabolic-alterations-brain-adhd-subjects/

SUSTANCIA P

Vinculada a:

- ✓ Percepción del Dolor
- ✓ Estrés

Es una molécula que participa en la percepción del dolor.

Tema ampliado en el título ¨Súper humano con ¨y¨ de neuropeptido¨.

HISTAMINA

Vinculada a:

- ✓ Defensas
- ✓ Vigilia
- ✓ Reacciones alérgicas
- ✓ Respuesta sexual

Ésta molécula tiene un papel fundamental en la comunicación que favorece positivamente el sistema inmune. Actúa como hormona y como neurotransmisor.

Participa en los procesos de reacción alérgica, permitiendo aislar el problema para atacarlo.

Interviene en la regulación biológica del sueño de modo opuesto a la melatonina. Mientras la MT estimula el sueño, la histamina lo reduce permitiendo estados de vigilia.

¨Uno de los principales trastornos y más comúnmente asociados a la liberación de histamina es la hipersensibilización de tipo 1, un fenómeno mejor conocido como alergia.

La alergia es una respuesta exagerada frente un agente extraño, denominado alérgeno, que en una situación normal no debería originar esta reacción. Se dice exagerada, porque se necesita muy poca cantidad para generar la respuesta inflamatoria.

Los síntomas típicos de esta anomalía, como por ejemplo los problemas respiratorios o el descenso de la presión arterial, se deben a los efectos de la histamina sobre los receptores H1.

Los antihistamínicos actúan al nivel de este receptor, no permitiendo la unión de la histamina a ellos.¨

https://psicologiaymente.com/neurociencias/histamina

ENCEFALINA

Vinculada a:

- ✓ Supresión del dolor

Intervienen en la percepción, modulación y supresión del dolor.

Tema ampliado en el título
¨Súper humano con ¨y¨ de neuropeptido¨.

DINORFINA A

Vinculada a:

- ✓ Aumento del dolor

Opioide endógeno, interviene en la modulación del dolor, incrementándolo.
Tema ampliado en el título
¨Súper humano con ¨y¨ de neuropeptido¨.

En las tablas te reseño 14 de los principales neurotransmisores, una muestra baja de los muchos que se han descubierto en la actualidad. Conocerlos te dará un mapa determinante en la comprensión de tus emociones y acciones; de quién eres, pero sobre todo de que en ti está la solución a múltiples padecimientos.

Genéticamente tienes un diseño que permite desde tu cerebro adaptarte a diversos sucesos en tu vida, responder a ellos y proteger a su órgano de apoyo, el cuerpo. ¿Recuerdas a la oveja Dolly? El primer mamífero clonado de una célula adulta (1996). La genética ha modificado a diversos organismos vivos, ratones para probar reacciones cerebrales y plantas para hacerlas más resistentes a plagas y mejorar cultivos.   De igual manera, la ciencia experimenta en un mundo nuevo que le atrae enormemente, la creación de seres humanos transgénicos. En el libro ¨*Brief Answers to the Big Questions*¨ el físico *Stephen Hawking* trata el tema, sobre la cuestión indicó: ¨*Estoy seguro de que durante este siglo la gente descubrirá cómo modificar tanto la inteligencia como instintos como la agresión... Probablemente aprueben las leyes contra la ingeniería genética con humanos. A pesar de ello, algunas personas no podrán resistir la tentación de mejorar sus características humanas, como la memoria, la resistencia a las enfermedades y la expectativa de vida*¨.

VI
CÓMO SALIR DE LA ADICCIÓN A INTERNET CON NEUROCIENCIA COGNITIVA CIBERNÉTICA

TU "MUNDO REAL" NO ES UN MUNDO DE VERDAD

La adicción a internet es un trastorno que no es único de niños y adolescentes, es una pandemia no diagnosticada como tal. Niños, adolescentes, adultos, ancianos... gran parte de ellos sufren de la misma adicción, el daño es enorme para cada uno. Se habla poco de esta situación en ancianos, sin embargo, el problema acrecienta la enorme crisis de salud mental en adultos mayores, cuando buscan llenar la soledad con las redes sociales derivan en males mayores que los típicos de los años dorados, tales como: mayor soledad, pérdida del sueño, irritación ocular, mayor dificultad para concentrarse, entre otros.

Neurociencia Cognitiva Cibernética (para sanar)

Los **ESTADOS**, es decir sus **GOBIERNOS** en conjunto a sus **PODERES PÚBLICOS** deben tomar cartas en este asunto. **Lo recomendable y con carácter de urgencia es**: 1) Legislar en dicho tema. 2) Regular el uso de redes sociales y dispositivos que estimulan Trastornos por Adicción al Internet (TAI) en adolescentes, sumado a. 3) Prohibición del uso de *smartphone* y pantallas en niños. 4) Creación de centros de rehabilitación para TAI. 5) Planes comunicacionales que instruyan a la población respecto al efecto devastador de la adicción a la dopamina por uso de dispositivos digitales. 6) Desde el sector académico resulta prudente el diseño curricular adaptado a los nuevos tiempos y necesidades profesionales experimentales, como la Neurociencia Cognitiva Cibernética. Un término que conforme a la Sociedad Americana de Cibernética (ASC), tiene su primer uso público *"registrado desde 1946, por parte de Norbert Wiener en una conferencia de Macy sobre el tema Mecanismos de retroalimentación y sistemas causales circulares en sistemas biológicos y sociales"*. Conforme al diccionario se define como: *"Ciencia que estudia las semejanzas entre los sistemas de control y comunicación de los seres vivos y los* *de las máquinas, y en particular las aplicaciones de los mecanismos biológicos a la tecnología."* RAE

Por medio de la Neurociencia Cognitiva Cibernética podemos desentrañar, desenredar, comprender y sanar lo que la cibernética degeneró como sistema de simbiosis comunicacional máquina / seres vivos.

Como lo ves tú...

Habiendo leído las páginas anteriores ya debes haberte dado cuenta que algo no está bien en lo que conocemos como realidad, de alguna manera hemos sido manipulados, condicionados, hackeados mentalmente o lo que es peor, con un trastorno por adicción a internet. En cualquier caso, se nos facilita

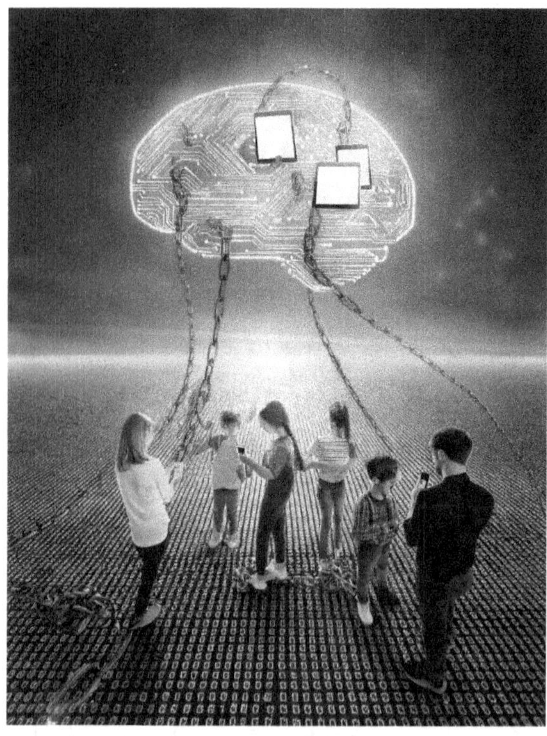

ver una realidad como inofensiva y hasta placentera siendo la misma perjudicial. Como víctimas de una neuro guerra o guerra cognitiva, dejamos de distinguir la realidad tal cual es, nos cambia la percepción de lo que nos rodea y se pierde tanto juicio real como discernimiento de lo objetivo. Lo bueno puede parecer malo y lo malo bueno. Se suma el TAI como daño al humano, mientras nos desconectamos de la "gestión de la vida activa" y nos conectamos a pantallas, con la pasividad que esto implica. El humano se sumerge en una realidad sin posibilidades, sin desarrollo y sin logros, mientras se merma su salud mental y en consecuencia la física.

Recuerdo un chiste de la web que dibuja apropiadamente una escandalosa realidad, donde lo ilógico es factible y da risa a quienes están en dicha "realidad paralela" naturalizada. Una hija le manda un email a su Padre:

- Papá, estoy enamorada de un chico que está muy lejos de mí. Yo estoy en Nueva York y él vive en Puerto Rico. Nos conocimos en un sitio de citas en la web, nos hicimos amigos en Facebook, tuvimos largas charlas por WhatsApp, él me propuso ser su pareja por Skype ya hemos tenido dos meses de relación a través de Zoom. ¡Papá, necesito tus bendiciones y buenos deseos!

Ante esto, el papá buscando generarle conciencia le responde:

- ¡Wow es realmente increíble!... Entonces cásate con él en Twitter, diviértanse en Tango y en TikTok, compren a sus hijos en EBay y que te los envíen a través de PayPal y si en algún momento te hartas de tu marido, véndelo en Amazon.

Fuente: www

Debes darte cuenta o al menos intuir, que recibes dosis de dopamina en hiperactividades pasivas y te permite sentirte "bien", mientras tanto y sin que tú lo notes tu cerebro empieza a razonar más lentamente, tu cuerpo poco a poco se deteriora, crecen las cifras de autismo digital. Estudios científicos muestran cómo se destruye la corteza orbifrontal cerebral, se reduce la materia gris en el mismo, cambia la circulación de fluidos del cerebro, hay afectación del pensamiento lógico, estrés, ansiedad y depresión.

En ese mundo donde lo ilógico te parece interesante y el poder de los *likes* "ineludible", por el efecto de aceptación que se produce en el cerebro, comienzan a abundar en consecuencia retos virales como los de Tik Toc; ordenan a los *trastornados por internet* ejecutar acciones que atenten contra su vida, por ejemplo: tomar veneno, ingerir algún químico o consumir un fármaco. Por tales retos hay cifras de adolescentes fallecidos, intoxicados o con algún daño por estas actividades, nada recreativas. En otro asunto resalta el suicidio en Florida, EE.UU. de un joven de 14 años inducido por un *chatbots* de IA con quien chateaba y de quien estaba enamorado, son muchos los casos que muestran las consecuencias de una nueva era que confronta la humanidad, si usted no lo ha notado, tal vez le ayude mis siguientes preguntas:

¿A quién toca más usted, a su pareja o a su dispositivo digital?

¿Con quiénes hablan sus hijos, con usted o con los amigos virtuales?

¿Cuántas horas diarias comparten en familia y cuántas con los dispositivos digitales?

Estadísticas de EE.UU. dan cuenta de más de 100 millones de personas que usan SNAPCHAT. Se basa en recompensas adictivas, mediante unas llamas recibidas que le crean al usuario la ilusión de socializar, cuando realmente están solos con el celular.   Actualmente de los jóvenes de entre 18 a 35 años el 41% usa esta aplicación mientras el 6% ve televisión.

En China la adicción a internet está catalogado como un problema de salud pública, uno de los casos más sonados que dio pie a tomar cartas en el asunto, es el proceso de Chen Xin, ella en septiembre de 2016 en venganza contra sus padres por internarla en un centro para tratamiento por adicción a internet, luego de herir a su padre con un arma blanca, ató a su mamá a una silla dejándola allí sin comida por una semana, lo cual le ocasionó la muerte.

¡DESCONÉCTESE EN 5 PASOS!

DEJE DE SER UN IDIOTA DE LA MATRIX

PASO 1.

Aumente sus niveles de Factor Neurotrófico Derivado del Cerebro (BDNF)

Para recuperar el control de tu vida o lograr que tus hijos, un familiar o alguien se distancie de la adicción a internet, comienza por conocer el Factor Neurotrófico Derivado del Cerebro (FNDC), una proteína vinculada al gen BDNF que influye poderosamente en el cerebro.

El Factor Neurotrófico Derivado del Cerebro fortalece las células cerebrales y estimula la producción de nuevas, influye en nuestro estado de ánimo, baja la depresión, previene el envejecimiento, baja la inflamación, tiene una función neuroprotectora, es una proteína vital para nuestra función cognitiva. El BDNF nos hace sentir bien.

El BDNF alterado es uno de los puntos comunes conseguidos en personas con depresión, se han detectado niveles reducidos de BDNF en personas con depresión que han cometido suicidio. En la publicación científica *"Factor neurotrófico derivado del cerebro como marcador de conducta suicida en pacientes con trastorno depresivo mayor"*, del Departamento de Psiquiatría y Salud Mental de la Universidad de Concepción en Chile, llevada a cabo por los doctores Silva, Vicente y Valdivia, se relata:

Estudios de autopsias han demostrado que la expresión de mRNA y los niveles de proteína BDNF tendieron a reducirse significativamente en los cerebros de las personas que se han suicidado independiente de los trastornos psiquiátricos, principalmente en la corteza prefrontal y el hipocampo. Por otra parte, los estudios clínicos han demostrado una menor presencia de BDNF sérico en los pacientes deprimidos que han intentado suicidarse en comparación con los controles sanos.

Curiosamente, el BDNF parece ser un sustrato molecular de estrés, porque los datos han demostrado que la expresión de BDNF se reduce por el estrés, un factor de riesgo importante para el TDM [Trastorno Depresivo Mayor]. Además, el tratamiento antidepresivo tiene efectos sobre los niveles de BDNF opuestas a las de estrés o depresión. Dado que la expresión de BDNF está disminuido por el estrés y el TDM, aumentado por los antidepresivos, y normalizado en pacientes con TDM tomando un antidepresivo, muchos investigadores se han centrado en BDNF como un objetivo potencial para el tratamiento del TDM.

Fuente: Rev. chil. neuro-psiquiatr. vol.53 no.1 Santiago mar. 2015

¿Cómo aumentar mis niveles de BDNF?

Solo puede aumentar los niveles de BDNF por vía natural y estimular su producción endógena. Dicho de otra manera, no lo venden en la farmacia para que se tome varias gotitas, por lo que usted entonces debe estimular la producción con diversas actividades, tales como:

- ✓ El DEPORTE es la mejor manera de aumentar la síntesis de BDNF.

- ✓ Tomar sol durante el horario adecuado para producir VITAMINA D, que influye en su origen.

- ✓ SOCIALIZAR <u>con gente de verdad</u>, no virtual.

PASO 2.

Produzca Dopamina Endógena

El TAI se respalda en el diseño de las redes sociales para generar adicción vinculando el contenido de las mismas para enganchar nuestro sistema de recompensa, sumado a los *likes* y *scroll* se genera una actividad (en modo pasivo) que nos hace liberar dopamina, nos proporciona placer, buscando repetir de modo compulsivo esa sensación de bienestar. Los algoritmos enlazan a tus gustos e intereses por tanto siempre tendrás algo interesante que te mantendrá atado a la pantalla sin fin. Ante angustias, soledad y aburrimiento tu cerebro te demandará inmediatamente más liberación de dopamina, producto de esas actividades que ya asoció con tu placer.

Tomando en cuenta lo anterior, ante TAI es prudente que el cerebro comience a enlazar el bienestar producto de recompensas que liberen **DOPAMINA,** pero vinculado a nuevas actividades tareas, las que permitan a su vez gestionar tu vida.

Para que generes dopamina internamente debes realizar por lo menos las siguientes tareas:

- ✓ El DEPORTE es necesario, igual que estimula la síntesis de BDNF incita la generación de dopamina (en la página 201 te amplío más el tema).

- ✓ Es importante DORMIR un mínimo de 7 horas.

- ✓ Incluye en tu lista CELEBRAR LOGROS sanos, por pequeños que sean felicítate por ello, aparte de ser un excelente hábito también te beneficia en incrementar tu dopamina por vía natural.

PASO 3.

Que fluya... Pero en modo "Estado Flow"

El estado Flow se refiere a cuando tú te concentras en una actividad realista con objetivo, al punto que llegas a estar absorto en la misma. La recompensa que recibe la persona es a nivel de motivación, bienestar y satisfacción.

El estado Flow es una teoría de 1970 propuesta por el psicólogo *Mihaly Csikszentmihalyi* (1934-2021), la misma se refiere al estado mental de concentración máxima y su efecto sobre la felicidad, el bienestar, la creatividad y la motivación.

Mihaly Csikszentmihalyi de origen húngaro y nacionalizado estadounidense, de joven vivió las consecuencias de la segunda guerra mundial en un campo de prisioneros, allí descubrió el ajedrez y con él aprendió a desviar la atención de la cruda realidad que vivía para enfocarse en otra cosa, lo trasladó a sentirse mejor anímicamente por sobre los otros prisioneros. Esas ideas las plasmó en una publicación de 1990, en la obra *"Flujo: la psicología de la experiencia óptima"*. Explicado por sus propias palabras, *Mihal* expone: *"El hecho de sentirse completamente comprometido con la actividad por sí misma. El ego desaparece. El tiempo vuelva. Toda acción, movimiento o pensamiento surgen inevitablemente de la acción, del movimiento y del pensamiento previo, es como si estuviéramos tocando jazz. Todo tu ser está allí, y estás aplicando tus facultades al máximo".*

Algunas recomendaciones de *Mihály Csikszentmihalyi*, que describen el modo Flow son:

1. "En estado de flujo, nuestra concentración está enfocada en lo que hacemos. Una mente unificada es requerida para el ajuste cercano entre los desafíos y las destrezas".

2. "El vínculo entre el flujo y la felicidad depende de si la actividad productora de flujo es compleja, si conduce a nuevos desafíos y de esta manera al crecimiento personal y cultural".

3. "En muchos sentidos, el secreto para la felicidad es aprender a

obtener el flujo de casi todo lo que hacemos, incluyendo el trabajo y las labores familiares. Si casi todo lo que hacemos vale la pena hacerlo por sí mismo, entonces no hay nada desperdiciado en la vida".

4. "Cuando algo te parezca interesante, síguelo".

5. "Ten tantas ideas como sea posible y trata de producir ideas originales".

6. "Para mantener el placer por algo incrementa su complejidad".

Fuente: https://www.psicoactiva.com/biografias/mihaly-csikszentmihalyi/

Por ello es muy importante si estás en la gestión pasiva de tu vida; o sea a través de adicción a internet, sin moverte y sin objetivos realistas obtienes placer por la dopamina, debes pasar a la gestión activa de tu vida; retomando las cosas que tienes por hacer o simplemente iniciando con una tarea o actividad que te guste, dedicándole tiempo y esfuerzo.

El efecto Flow es sencillamente la felicidad que sientes cuando haces una tarea que te gusta, pero no la felicidad por navegar en la pantalla, esa es dopamina por adicción en una actividad pasiva y sin objetivos.

El modo Flow involucra una tarea realista con objetivos y retos, cualquier tarea, pequeña o grande, pero con un objetivo. Dicho por su autor:

"El flujo es el proceso de alcanzar la felicidad a través del control de la vida interior. El estado óptimo de la experiencia interna es el orden en la conciencia. Esto sucede cuando enfocamos nuestra atención (energía psíquica) en objetivos realistas y cuando nuestras habilidades coinciden con los desafíos que enfrentamos".

Paso 4.

Algo de Gimnasia Cerebral

Los descubrimientos científicos han permitido sintetizar fármacos que sustituyan a los neuroquímicos endógenos, **los que ya produce tu organismo.** La academia transforma humanos muy valiosos, en profesionales de diversas disciplinas y especialidades para comercializar dichos productos. Muy pocos escapan a la canalización educativa, por lo que se les dificulta ver más allá de soluciones rápidas y corporativas, hacia problemas individuales.

Para la gran industria científico-médico-farmacéutica tú eres un producto, si no estás enfermo no eres rentable, en tal sentido se te debe inocular una enfermedad o convencerte estando sano, de que ya la padeces. Para que luego sientas la necesidad de comprar medicina sintética, la que tu organismo internamente ya origina.

Los muchos profesionales que ven más allá de lo socialmente diseñado y que aman a su carrera, son bloqueados por el sistema, debiendo elegir entre cambiar de profesión o ser exitosos en ella, pero vendiendo padecimientos muchas veces inexistentes, otras curando a quien no está enfermo.

Es así como el premio nobel en las ramas de ciencia lo ganan quienes son aliados de la transnacional científica por medio de patentes. Ahora, quienes investigan, descubren y crean logros médico-científicos para el verdadero bienestar humano y libre de patentes, son invisibles. De esta manera científicos como quien antes te mencioné; Jacinto Convit creador de la cura contra la *lepra, leishmaniasis* y más recientemente el *cáncer de mama,* nunca tendrán acceso a dichos reconocimientos, pues atentan contra el negocio de estas fábricas que se lucran con las causas y consecuencias de enfermedades.

Tú eres lo que piensas, pues en gran medida ello estimula emociones y de allí reacciones. Similar sucede con la función que depende del sistema nervioso central. Recuerda que son impulsos que se transmiten por electricidad, lo que permite la conexión. Fíjate, al generarse los descubrimientos de que el dolor está en la mente o gracias al cerebro, se crean o sintetizan productos químicos para emular el efecto de neuroquímicos endógenos y bloquearlo. Por ejemplo, cuando una mujer está embarazada antes de dar a luz, uno de los fármacos estrella "aliados de ella", es la anestesia epidural. Se llama así pues el producto es inyectado por medio de un catéter en la *zona epidural*, en la espina dorsal. El fármaco alivia el dolor, sin bloquear las sensaciones de la parte inferior del cuerpo. Es resultado de manipular las conexiones nerviosas.

Cuando una persona sufre un accidente que lesiona la médula espinal, se interrumpe la conexión nerviosa con estímulos desde el cerebro que acciona alguna reacción, en este caso motora. Es por ello que ante este tipo de

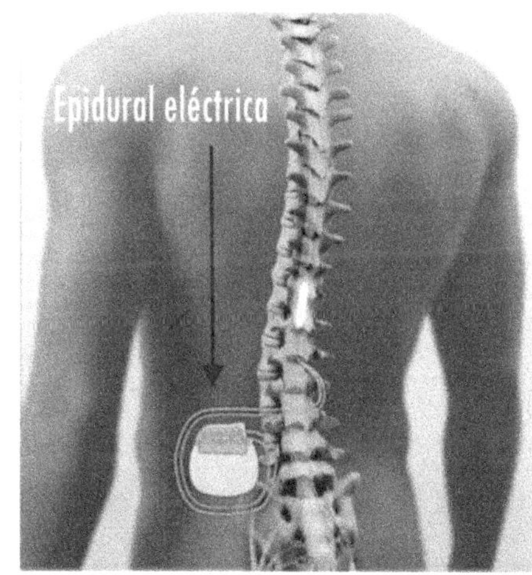

lesiones la persona no pueda seguir caminando, quedando con parálisis. Sin embargo, hace poco se inventó un dispositivo que genera impulsos eléctricos desde la zona epidural y a lo largo de la columna vertebral, lo que permite dar "continuidad" a los estímulos que vienen del cerebro, que producto de la lesión llegaban hasta allí. En etapa experimental se ha conseguido que personas paralíticas puedan dar pasos. Al invento lo llamaron *Epidural eléctrica*, está en etapa experimental y permitirá que personas con lesiones puedan volver a caminar, solo con permitir unión eléctrica en donde se había roto la conectividad de los impulsos.

A menos que hayas sufrido un accidente que te impida activar tus estímulos neurológicos, no necesitas subordinar tu mente y cuerpo para que reaccionen en función de tus objetivos únicamente con dependencia psicológica, médica y menos de psicofármacos. No requieres ser un paralítico emocional, por la creencia de que el bienestar y la fortaleza sólo te lo puede dar un profesional del área. Es la opinión y el diseño social inoculado que te lleva a creer eso, pero también el desconocimiento de lo que en éste material hasta ahora has leído.

Cuando hay cuadros emocionales que te alejan del bienestar y la tranquilidad, ellos se retroalimentan con acciones y emociones negativas. Crece tu malestar o te mantienes estático sin avanzar, y pasan las horas, días y semanas sin que mejores; te alejas de las personas, pierdes el apetito y no duermes, dejas de hacer tus responsabilidades, te concentras en pensamientos aflictivos y limitantes, se afecta la libido, pierdes alegría y seguridad. Cuando hay vicios presentes como licor o nicotina, cometes el grave error de refugiarte también en ellos, aumentando la recurrencia de tomar licor para no estar consciente y enfrentar la realidad, o en fumar para tener sensación estimulante. Te estancas y pierdes tu capital más importante, el tiempo.

Si te fijas bien, te resulta más cómodo quedarte alimentando tu malestar, con hábitos y actividades como las que leíste en el párrafo anterior. Sin embargo tú sabes que ello no te hace sentir mejor, por el contrario, te empeora y también destruye a tu organismo. Sin saberlo tú estimulas neurológicamente tus neurotransmisores, logrando resultados en negativo, eres tú quien lo está haciendo. Eso no merma tu sufrimiento, con esa ¨estrategia¨ reafirmas el malestar y también lo alimentas.

¿Sabes por qué lo haces? Porque no lo sabes, por ello te quedas estancado en esa coyuntura negativa. Algo muy importante debes aprender de esta situación, **eres tú quien toma la decisión, eres tú quien lo permite.** Entonces también puedes hacer cosas igualmente sencillas, pero diferentes y que poco a poco te mermen el malestar. Con no alimentar tu tormento ya es un avance.

¿Puedo activar mi potencial cerebral al máximo? La raza humana pudiera ser híper desarrollada, no estar expuesta o ser parte de crisis, hambrunas, pobreza, mala calidad de vida, desnutrición, enfermedades, gobiernos ineptos, ideologías políticas confusas, guerras, desastres socioculturales, etc. Pero si analizamos cada uno de los problemas enunciados que azotan a la humanidad, nos damos cuenta que justamente ello es lo que hace a la raza humana dependiente, frágil y débil. Cuando un grupo con capacidad para intervenir la súper estructura, fortalece y estimula permanentemente las debilidades del ser humano, en consecuencia neutraliza sus fortalezas y oportunidades de desarrollo y autonomía.

Cuando se inicia el estudio de nuestro cerebro, se comenzaron a realizar descubrimientos que cambiaron la historia de la humanidad. Se empezaron a usar dichos conocimientos para generar control humano, no para su desarrollo. Te haré un resumen y te recomiendo ampliar el conocimiento de la Neurociencia en mí libro "Nada Imposible. Neurociencia y Reingeniería Humana", volumen 3 de mi serie *Reingeniería Humana*.

Los científicos inicialmente estudiando el cerebro humano notaron en la parte superior una callosidad, como especie de costura que dividía en dos mitades al cerebro. Allí se empezó a hablar de hemisferios, el izquierdo y derecho. La "costura" que los unes recibe el nombre de Cuerpo Calloso y está formada por millones de fibras nerviosas.

Al realizar el estudio de la parte izquierda o hemisferio izquierdo, se concluyó que esa parte controla nuestro lenguaje, el pensamiento lógico la escritura. Entonces en dicha área está el centro del habla, la capacidad de analizar y debatir, también el control de la mano derecha. Por el contrario la mitad derecha o hemisferio derecho, controla la mano izquierda, la fantasía, la creatividad, lo simbólico y lúdico.

Al realizar este descubrimiento, podrás notar que somos una "maquina" perfecta, pues tenemos por un lado una capacidad infinita de razonar, debatir, analizar y por el otro el poder de la creatividad sin límites. Usted tiene la capacidad de aprender conocimientos y a la vez de modo creativo ponerlos en práctica, ir de lo objetivo a lo subjetivo y de lo teórico a lo operativo. El ser humano está capacitado para aprender, crear, innovar y avanzar.

Al tener la certeza científica de ello, se diseñó una estrategia que pasará inadvertida y de largo plazo, pero infalible. Consistía en dar mayor educación al ser humano, estimular el aprendizaje de la ingeniería, de las matemáticas, de la estadística, de la arquitectura, contaduría, administración de empresas, etc. Usted dirá ¡eso no es malo¡ y, por supuesto que no lo es, todo lo contrario estimuló usar el hemisferio izquierdo, llevar al ser humano a un mayor nivel de conocimiento teórico.

La estrategia para neutralizar lo que se le estaba dando en conocimiento, se introdujo en el diseño curricular moderno, o sea la organización y desarrollo del plan educativo. Dentro de la estructura del modelo se plasmó que la evaluación de cada alumno, fuese proporcional a su capacidad para repetir con exactitud, lo plasmado en los libros. Me explico, como estudiante el 100% de su nota va en función de que usted responda conceptos, fórmulas y párrafos lo más idéntico posible, a como está en los textos de estudio. En otras palabras, para ser *suma cum laude,* debe entonces memorizar al 100% la información, plasmarla lo más parecido a su original en los exámenes o evaluaciones, de allí dependerá una "excelente, buena, regular o mala" evaluación. Si usted es aplicado y responde como grabadora, se graduará. Pero si se empeña en usar la capacidad creativa de su hemisferio derecho,   si responde las evaluaciones o exámenes siguiendo su propio criterio y dice con sus propias palabras, lo mismo que menciona el libro, sin duda tendrá una mala evaluación, será etiquetado al tiempo como un estudiante regular o mediocre.

Desde muy pequeños en la educación inicial, se prohíbe a los niños ser creativos, se les empieza a "corregir", a cortar las alas. Así sucesivamente en la educación primaria y luego superior o universitaria.

La educación tradicional, está diseñada para estimular a los humanos a ser altamente lógicos y racionales, pero se les bloqueó la capacidad creativa, por falta de estímulos. De esta manera se "cultivan" humanos, altamente preparados en lo teórico, pero totalmente dependientes en lo operativo. El resultado, la mayor de las crisis una **crisis de creatividad** en el planeta.

La gran mayoría de los profesionales pueden ser exitosos, tener buen sueldo, incluso calidad de vida, pero solo si son dependientes de una empresa que no les pertenece. La gran mayoría, al estar desempleados casi nunca aprovechan sus conocimientos para sobrevivir. Pueden ser científicos, profesionales PhD o administradores, pero al ser despedidos o perder el empleo, se transforman en desempleados y ¨archivan¨ sus conocimientos.

La creatividad se usó muy poco a lo largo de la vida académica, la capacidad creativa que ofrece el hemisferio derecho del cerebro, está intacta, pero necesita ser ejercitada. Te recomiendo hacer "gimnasia cerebral" y otras actividades, que permitan un equilibrio entre tus hemisferios cerebrales.

¿Deseas comprobar, si tú eres parte de la población del planeta tierra afectada por la crisis de creatividad?

Pues te pediré que en la foto siguiente, **luego de colorear las palabras,** digas de modo muy veloz cada color, de izquierda a derecha y según las instrucciones del cuadro. Recuerda que debe ser de modo veloz, más rápido que cuando lees ya que es una actividad visual.

Recuerda, es muy importante: **solo debes decir el color.**

Para el siguiente ejercicio primero rellene cada palabra, pero hágalo con un color diferente a que lee. Por ejemplo pinte la palabra amarillo de color verde, azul de rojo, naranja de color azul, y así hasta el final.

AMARILLO AZUL NARANJA

NEGRO ROJO VERDE

MORADO AMARILLO ROJO

NARANJA VERDE NEGRO

AZUL ROJO MORADO

VERDE AZUL NARANJA

Fuente: Conferencia sensorial "Beyond" del autor.

Si pudiste realizarlo, te felicito, eres parte de una minoría creativa, holística, poeta, soñadora que no han podido dañar. Pero si no lo pudiste hacer, no te sientas mal, es natural pero no normal. Natural pues también has sido víctima, pero lo normal es que tengas tus capacidades hemisféricas cerebrales en equilibrio. Eso lo vamos a solucionar.

Crear una crisis de creatividad basado en que te obliguen a repetir y repetir información, llevó a la raza humana a ver con suma dificultad solución a problemas sencillos. Incluso invalida al humano para prosperar aún teniendo recursos financieros. Ante la crisis le resulta más fácil resignarse, que ingeniarse soluciones.

El color lo pinta tu cerebro

Tu visión es la capacidad de percibir la realidad por medio de los ojos o globos oculares. Para que ello suceda, deben llegar partículas de luz natural o artificial, que son captadas por la retina, un tejido nervioso donde tenemos aproximadamente 120 millones de fotorreceptores llamados *Conos y Bastones*. Son sensores que captan la luminosidad presente o ausente y la transforman en señales cerebrales. Los **conos** representan cerca de 5% de los receptores, son responsables de **transformar partículas de luz en colores** de alta resolución, para que esto suceda debe haber buena intensidad de iluminación. Cuando no es así, actúan los **bastones**, no aportan información de color, son mucho más sensibles y **nos permiten adaptarnos a la baja luminosidad** y ver en la misma, en blanco y negro pues los conos no maniobran sin partículas luz.

Nosotros tenemos la capacidad de percibir visualmente, más allá de donde enfocamos la vista. Se llama *Visión Periférica*, nos permite **ampliar el radio visual** más allá de la visión central. A pesar que ésta información de la periferia se capta con menor nitidez, nos permite obtener insumos importantes.

El campo visual humano es de 180 grados, de los cuales 120 grados corresponden al campo visual frontal con 60° en cada ojo, de éstos, 30° corresponden a la visión frontal obtenida por visión binocular (15° de cada ojo). Se amplía 45° más, por la visión monocular. A éste radio se suma la capacidad visual, 30° grados de lado izquierdo y 30° más de lado derecho, ampliando la periferia perceptiva.

Cuando no tenemos visión periférica nos perdemos de cosas que nos rodean, obtenemos una percepción insuficiente de la realidad. Por ejemplo, un jugador de fútbol con mala visión periférica, sólo vería los jugadores que tiene frente a él, igual un jugador de ajedrez solo distinguiría algunas fichas y no el tablero en su conjunto. Una deficiente o nula visión periférica evita que puedas leer rápido, pues solo te enfocas en una o dos palabras, mientras que con una capacidad ampliada distingues al mismo tiempo cuatro, cinco o más palabras.

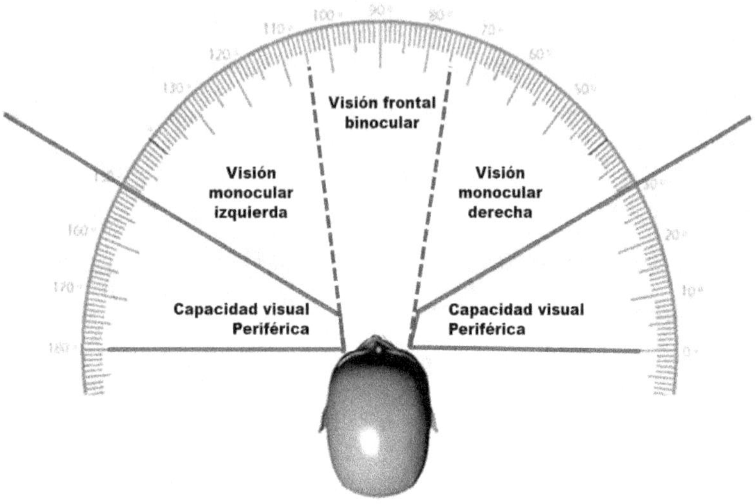

Fuente: Datos e imagen rediseñada de Profuturo UNESCO, Imagen original de https://www.clikisalud.net/vision-periferica-varia-en-persona/

La visión periférica tiene su máxima capacidad a los treinta años, luego de allí la vamos perdiendo y te vas adaptando a percibir cada vez menos. Poco a poco va disminuyendo y vamos reduciendo el campo visual, empezamos a perder parte de la realidad que tenemos enfrente.

La visión periférica se puede ampliar con ejercicios visuales muy sencillos, te permitirán recuperar en días lo que has perdido en años. Y ésta capacidad es necesaria para una óptima percepción de tu realidad.

Más adelante, en esta página, puedes apreciar una **TABLA DE *SCHULTE*.** Es una cuadrícula con números distribuidos al azar. Se usa para realizar *gimnasia cerebral*, te ayudará a **mejorar tu atención y a recuperar la visión periférica.** Fue elaborada inicialmente para diagnóstico de la atención por el psiquiatra alemán, Walter Schulte.

En la siguiente tabla, mesa de Schulte, debes enfocar tu visión binocular en el número 19, seguidamente solo moviendo los ojos debes buscar el uno, luego de localizarlo regresa visualmente al número 19. Inmediatamente repitiendo la operación buscas el número 2 y regresas al 19, así sucesivamente hasta llegar al número 25. <u>Deberías hacerlo en 30 segundos</u>.

17	9	24	12	25
6	8	1	15	7
23	21	19	3	11
20	13	4	16	5
2	14	10	18	22

Fuente: Tabla Schulte, Conferencia Nada Imposible del autor.

Seguidamente pasaremos a un ejercicio, necesario para estimular ambos hemisferios cerebrales. Ya sabes el daño que te ha hecho, que desde niños prácticamente prohíban usar la creatividad. También que para la evaluación escolar y académica, salvo en contados países, prive la valoración lógica.

Hay un desequilibrio muy fuerte entre hemisferios, ya debes haberlo descubierto en el ejercicio donde debes decir únicamente los colores de modo rápido, pero terminas leyendo la palabra coloreada.

Vamos a realizar **ESCRITURA SINCRONIZADA**. Vas a agarrar dos hojas, como muestra el dibujo que sigue, y con cada mano debes delinear, dos objetos o letras diferentes para lo cual solo <u>tienes 10 segundos</u>. Con éste ejercicio, tu cerebro se va a entrenar en realizar **múltiples tareas** al mismo tiempo, igualmente ejercerás **estímulos en ambos hemisferios**.

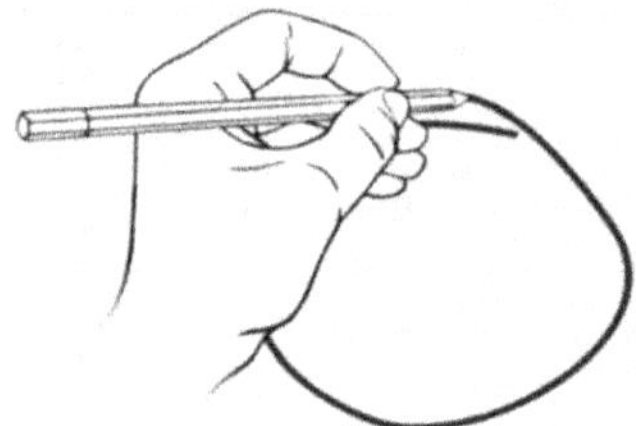 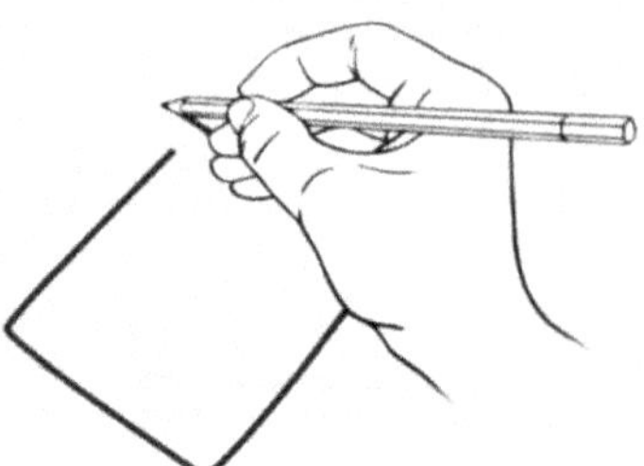

En mis conferencias, lo que más recomiendo es cepillarse con ambas manos, es práctico y fácil. Podrías también escribir oraciones primero con una mano, luego con la otra.

Con éstos ejercicios, realizados cotidianamente en algunos minutos, **recuperarás tu visión periférica** y **estimularán la actividad en el hemisferio derecho** del córtex cerebral, ello te **permitirá activar tu creatividad**. También te ayudarán a **mejorar tu concentración**, así como la **realización de múltiples tareas**. Es un potencial que tienes de manera natural, pero que por no usarlo permanentemente se bloquea, por lo que requiere estimulación.

Paso 5.

Automotivación Neurocognitiva

Seguidamente tendrás una lista de acciones que te apoyarán en estimular neurológicamente tus neurotransmisores, buscando resultados en positivo. Una automotivación que generará reacciones por activación neuroquímica, que a su vez impactará en tu cuerpo, pero sobre todo en tu mente.

Pueden ser muchos más los neuroquímicos activadores de emociones positivas, así como los estimuladores para lograr avanzar hacia el equilibrio emocional. Sin embargo, quise poner los que pueden coadyuvar, como adulto en tus ¨primeros auxilios¨ para situaciones agudas de inestabilidad emocional. Como ya te indiqué en la introducción, con las herramientas que te son propias e inevitables porque te acompañan puedes empezar a sanar, ellas son: respirar, tomar agua, moverte, acceso a oscuridad de la noche o luz del día.

Papel de la luz solar

Tomar la luz solar de la mañana y al aire libre es importante en esta condición, inicialmente si no te sientes animado a salir de tu casa quédate, pero sitúate en una ventana donde peguen abundantes rayos solares. Por lo menos entre 5 y 10 minutos diarios para personas de piel clara, y entre 10 y 15 minutos para personas de piel oscura, ésta tiene mayor tolerancia a los rayos UV por lo que debe tener mayor tiempo de exposición al sol. Tomar la luz antes de las 10 a.m.

El sol es fuente que incrementa tu capacidad de producir vitamina D, la cual es sintetizada en la piel. Si presentas problemas de salud que contraindica la exposición al sol, es importante lograr la vitamina de alimentos naturales o suplementos dietéticos.

La vitamina D está involucrada en la producción de serotonina y dopamina. Estando yo en Europa en invierno de 2017, con temperaturas que giraban desde 4°C hasta -6°C, me llamó mucho la atención ver como la mayoría de las personas carecían de afectividad, inicialmente pensé que era algo cultural, sin embargo ya me había sucedido en París y también en Venecia. Eran diversas culturas donde la carencia de afectividad se mantenía como algo común. Trabajos científicos de las universidades de Georgia en EE.UU. y Queensland en Australia, acreditaron la relación basada en muchas investigaciones publicadas de la vitamina D y la *depresión invernal*. El padecimiento desarrollado se llama *Trastorno Afectivo Emocional* (TAE), afecta a un gran porcentaje de la población sometida a estos climas, los síntomas empiezan en otoño y se prolongan durante el invierno. Al recibir poca luz solar se afectan los niveles de dopamina y serotonina, siendo más bajos.

La luz solar ayudará a mejorar tu sistema inmunológico, por medio de reforzar las defensas. La luz solar aumenta el número de células T, los linfocitos unas células especializadas del sistema inmune, ellas son la primera línea defensiva de tu organismo contra virus y bacterias.

La vitamina D impacta en la normalización del calcio y fósforo en tu sangre, evitando la *osteomalacia* o el reblandecimiento de los huesos.

Ayuda también en la producción de melatonina, el neurotransmisor que incide en el ritmo circadiano de tu cuerpo, muy necesario para recuperar el sueño y dormir de modo reparador.

Agua y Salud

El agua limpiará tu organismo, lo hidratará influyendo en tu memoria y concentración. También lo va fortalecer energéticamente. Muchos estudios se contradicen en la cantidad ideal a ingerir. Lo que sí debes tener presente es que no debes sustituir tu hidratación con otro tipo de bebidas. Sabrás que tu hidratación es la adecuada si no sientes la necesidad de ingerir líquido y, saludable cuando tú orina es de incolora a color amarillo muy claro.

Ante estas circunstancias de crisis que puedas atravesar, necesitas limpiar a tu organismo. Producto de los cambios químicos que se dan a consecuencia de factores como el estrés agudo y la ansiedad, o de ingerir bebidas alcohólicas, cafeína o gaseosa. Es necesario limpiar tu cuerpo.

Tomar abundante agua ayudará a eliminar toxinas presentes y exceso de cortisol por estrés agudo. Te ayudará a mejorar tu proceso digestivo permitiendo ahorrar energías a tu organismo, recuerda sólo el cerebro usa 20% de tu energía y desperdicias mucha pensando y sufriendo.

Aire y sueño

El aire que respiramos se compone en 78% de nitrógeno, 21% oxígeno y el 1% restante lo representan dióxido de carbono, agua y gases nobles. De la calidad del aire que respiras dependerá en gran medida tu salud. Realizar el **ejercicio** 4x7x8 explicado al final, cada noche antes de dormir.

Obviamente si fumas o vives en un ambiente con fumadores, estas en un gran problema pues ya es contaminado el aire que aspiras. Respiramos un promedio de 16 veces por minuto, casi 24.000 ocasiones cada día. Recuerda, **tu cerebro consume aproximadamente el 20% del oxígeno que respiras**.

Para la recomendación, tomando en cuenta que debes hacerlo en tu realidad coyuntural y el ambiente donde estés, no te pediré cambiar nada en este aspecto. Pero si la realización de un ejercicio que permitirá bajar los latidos de tu corazón, disminuirá la ansiedad y ayudará a conciliar el sueño, pues recuerda necesitas dormir.

Debes estar preparado para dormitar; nada de tv, radio o celular. Siéntate al borde de la cama, y realiza las siguientes respiraciones:

1. Inhala aire lentamente por la nariz durante 4 segundos.
2. Aguanta la respiración durante 7 segundos.
3. Exhala lenta y suavemente todo el aire, por la boca durante 8 segundos.

Repítelo por cinco veces, acuéstate y cierra los ojos dispuesto a dormir.

De esta manera bajara tu ritmo cardíaco, mitigando ansiedad y ayudando a recuperar el sueño saludable. Con ejercicios de respiración circulará más hemoglobina a través del torrente sanguíneo, otorgando mayor cantidad de oxígeno al cerebro, producirás GABA el inhibidor que ayudará a mermar la ansiedad y a enfocarte.

Descanso reparador

En tu actividad de sano sueño (dormir), está inducido por la Melatonina. Dormir permitirá reparar tu cuerpo, y es durante el sueño que el cerebro realiza mantenimiento a muchas de sus funciones. Pero el estrés agudo se manifestó en un exceso de cortisol, éste último también afecta tu sueño.

Los doctores *Arias, Aller y Lorente* en el libro ¨*Fisiopatología quirúrgica*¨ refieren que ¨el aumento de la liberación de cortisol implica la pérdida del ritmo circadiano normal o fisiológico¨ (p.154). Dormir bien te aumenta las defensas, baja el estrés, mejora la memoria y baja la ansiedad.

Para recuperar el sueño reparador, necesitamos actuar en varias áreas, como ya viste una de ellas la respiración que te relaja. Igualmente, en las próximas recomendaciones tendrás ejercicios que impactarán tu nivel de estrés, ansiedad y tristeza. Buscaremos neutralizar parte de los factores neuroquímico que influyen en la pérdida del sueño.

Ten presente que la Melatonina es secretada sólo durante las horas de oscuridad del ciclo día-noche, y su síntesis se realiza a partir del triptófano y la serotonina.

Triptófano

La Serotonina es sintetizada a partir del triptófano, un aminoácido que <u>no es fabricado por el cuerpo humano</u>, por lo que tú debes conseguirlo por medio de la dieta alimentaria. Te sugiero consumir dos a tres bananos maduros en desayuno, es una de las grandes fuentes de éste aminoácido.

Bajos niveles de serotonina influyen en que tengas angustia, miedo y ansiedad. El Triptófano es necesario en el proceso de elaboración de melatonina, el neurotransmisor que induce el sueño en la noche.

Los niveles adecuados de **serotonina nos permitirán estar de buen ánimo,** por el contrario bajos niveles de serotonina lo afectan, generando emociones negativas. La escasez o ausencia de triptófano afecta nuestros niveles de serotonina ya que es un aminoácido esencial para sintetizarla, y ambos son necesarios para producir melatonina, que se traduce en dormir.

Una de las mayores fuentes de triptófano es el banano o cambur (maduro), ideal comer dos en desayuno. Si por problemas de diabetes como una de mis pacientes como coach en reingeniería humana, no pudieras consumirlo, tienes otras fuentes. Aumentar el triptófano ayuda a bajar el estrés, la ansiedad, energía, mejora el ánimo e influye en sintetizar serotonina y melatonina.

Ejercicio físico

Ahora es momento de que continúes haciendo todas las recomendaciones y ejercicios anteriores, pero sumes el salir de tu ¨burbuja púrpura¨, o sea, de tu hogar-prisión. Al amanecer tomaras el sol, pero libremente a la vez que harás ejercicios. Éste entrenamiento debe hacerse al amanecer entre 6 y 10 a.m.

En la medida que hayas cotidianamente tomado sol, agua, respiración controlada y aumentar dosis de triptófano, tú debes haber influido en:

- Aumentar tu nivel de vitamina D, ayudando a producir serotonina y dopamina.

- Limpiar tu organismo de toxinas.

- Tener momentos con menor ansiedad.

- Mayor nivel de serotonina, lo que debe haberte permitido descansar, relajar la mente, estar con mejor ánimo.

- Mejores niveles de dopamina optimizando tu comunicación neuroendocrina.

Ahora con los ejercicios físicos respaldaras y mejoraras esas acciones, al tiempo que atacaremos más fuerte y a otro nivel la depresión.

¨Según el Instituto Nacional para la Salud y la Excelencia Clínica del Reino Unido, el ejercicio físico estimula el metabolismo de la serotonina. Por ello, este organismo recomienda realizar una actividad física de manera

habitual en su guía sobre el tratamiento de la depresión cuando los niveles de serotonina están bajos.

Un estudio publicado en Neuropsychopharmacology mostró que el ejercicio aumenta la serotonina a través de dos mecanismos: el primero es un estímulo directo sobre la síntesis del neurotransmisor, y el segundo se relaciona con un aumento del triptófano que llega al cerebro.¨

https://www.cuerpomente.com/salud-natural/terapias-naturales/aumentar-niveles-serotonina_1327

Caminar por lo menos 30 minutos diarios te permitirá producir dopamina, bajará la ansiedad, sentirás mejor ánimo. Si incrementas la cantidad de ejercicios, también producirás norepinefrina y te mejora la capacidad de pensar, te facilita enfocarte, también ayudará a bajar el estrés.

Recuerdos positivos combaten miedo y depresión

Este ejercicio lo iniciarás junto con el ejercicio físico, desde el mismo día. Te lo recomiendo mínimo en cuatro ocasiones: 1) Al amanecer apenas abras los ojos, 2) A media mañana 10 a.m., 3) A media tarde 3:30 p.m. y, 4) Por la noche.

Mientras realices éste ejercicio tú estimularás neuroquímicamente en tu cerebro a la *Amígdala* y el *Núcleo de Accumbens*, zonas involucradas en miedos placer y recompensa. Es un ¨Condicionamiento operante¨ como el del experimento, pero realizado conscientemente y sin electrodos en el cerebro, únicamente con tu memoria positiva, lo que te permitirá neutralizar miedos y depresión con Neurobiología del placer. Los **recuerdos positivos** estimulan producir dopamina, y agregando **pensamientos optimistas** serotonina.

El ejercicio consiste en recordar momentos agradables y felices de tu niñez, adolescencia, con tus padres, en tu escuela, en tu colegio y universidad, fiestas, travesuras, logros o reconocimientos académicos y profesionales, etc. Los momentos puedes elegirlos. Solo debes cómodamente recordar ese instante.

Evocar momentos positivos ayuda a equilibrar las emociones, y más importante combate los síntomas de la depresión producida por el estrés.

Meditación y Yoga

Meditar te tranquilizará y otorgará paz. Producirás el neurotransmisor inhibidor GABA. Para ello necesitas hacer un mínimo de 10 minutos de meditación, te lo recomiendo al anochecer. Puedes aumentar voluntariamente el tiempo hasta media hora.

Al meditar se reduce la ansiedad, ayudará a enfocarte, reducirás los pensamientos innecesarios. Se ¨calculan entre 50 mil y 90 mil¨ (Dr. Yagosesky) los pensamientos diarios. Aparte de ello, también se ha demostrado en estudios neurológicos, que luego de 10 minutos de meditación tendrás menos ansiedad, mayor tranquilidad y equilibrio.

En la medida que hayas sido consecuente y disciplinado son estas recomendaciones, si deseas avanzar mucho más rápido realiza Yoga. Así recuperaras totalmente la tranquilidad emocional.

Reír=Endorfinas

La risa te reduce el estrés. Al reír, también segregas endorfinas y sentirás como paulatinamente se aleja el dolor emocional.

Sexo=Endorfinas

Producirás endorfinas, te reduce la depresión, genera alegría, elimina el dolor. El sexo combate el estrés y baja la ansiedad.

Cuerpo alcalino, Café y Azúcar

No me meteré con tus costumbres alimentarias, sabes que debes comer sano, sin embargo te recomiendo leer sobre alimentos para mantener el cuerpo alcalino, es lo que elimina las células cancerígenas.

Te recomiendo ver mi documental *"El cáncer un gran negocio"*, una entrevista de treinta minutos sobre el tema, la puedes conseguir por mi canal de YouTube, en el link: https://www.youtube.com/watch?v=S5c2YlB-W18

Baja el consumo de azúcar

El azúcar te reduce drásticamente la cantidad de dopamina en el cerebro, estimulando los episodios depresivos.

El azúcar es altamente adictivo y no te aporta nada a la salud. Su única utilidad es dañar tus células sanas al tiempo que alimenta a las células cancerígenas.

<u>Elimina o reduce drásticamente la cafeína</u>

No es que el café sea malo, pero en condiciones donde el estrés mantiene concentraciones elevadas de cortisol en tu organismo, se agrava con el consumo de cafeína. La cafeína estimula glándulas suprarrenales con lo que produces luego de tomarlo, un alto porcentaje de cortisol.

"La relación entre la cafeína, el estrés y la secreción de cortisol también es importante. Cuando ingerimos una gran cantidad de cafeína en un día, se incrementan nuestros niveles de cortisol. Existe una relación positiva clara entre el consumo de cafeína y la liberación de cortisol, y esta relación se agrava cuando se introducen otros posibles factores generadores de estrés. De este modo, a la ingesta de cafeína, le añadimos la falta de sueño y la toma de bebidas energéticas, podemos estar provocando un gran desequilibrio hormonal en nuestro cuerpo."
https://www.psicoactiva.com/blog/la-hormona-del-estres-cortisol/

Amar

Sentir amor trae paz, tranquilidad. Si estás poniendo en práctica los consejos de este libro es porque ya te amas, y ese es el comienzo de una nueva vida que inicia por el amor propio... desde este instante.

Debes ser consciente que eres incapaz de dar amor, si primero no te amas a ti mismo como ser humano. Estar plenamente claro de tu alto potencial neurológico, te ayuda enormemente en esa meta, pues te sume en una percepción real de tu vida. Habitas en un mundo inhóspito, donde muchas cosas atentan contra tu bienestar. Por otro lado nos acostumbraron a no cuidarnos, inconscientemente a valorarnos poco.

Tu meta de vida la conoces desde antes de aprender a caminar, siempre te movió la búsqueda de un máximo de placer y un mínimo de infelicidad. En el camino de la existencia, transformamos ese placer como parte dependiente del materialismo y la vanidad, por lo que lo distanciamos del bienestar interior. Y por otro lado la felicidad nos la transforman en una utopía, la buscamos permanentemente y rara vez bajo ese concepto quimérico de *realización plena*, seríamos felices. Terminamos estando ciegos, teniendo al alcance de la mano conquistar el bienestar emocional que se traduce en placer.

No dudes nunca en concebir que puedes cultivar tu serenidad independientemente de la circunstancia. Es lo más cercano al concepto real de felicidad plena para tu mundo personal, no busques fuera lo que ya está dentro de ti. Ese bienestar y placidez, sumado a dominar las emociones y controlar tus miedos, permitirán que lo que tú pienses, digas y hagas te pertenezcan y estén en armonía.

BIBLIOGRAFÍA

1. Arias Jaime. (1999).Fisiopatología quirúrgica: traumatismos, infecciones, tumores. Tebar

2. Bahena-Trujillo Ricardo. (2000). Dopamina: síntesis, liberación y receptores en el Sistema Nervioso Central. Departamento de Fisiología, Biofísica y Neurociencias. México

3. Beas Zára Carlos. (2005). El glutamato: de nutriente cerebral a neurotóxico. Ciencia

4. Berthier M. (1989). Neuropsiquiatría de la motivación y emoción. Cap. XV. Recuperado de www.sld.cu

5. Cerveró Fernando. (1998). Definiendo el papel de la sustancia P en el dolor. Soc. Esp. del Dolor. España

6. Christen M. O'Neal. (2017). Dr. Robert G. Heath: a controversial figure in the history of deep brain stimulation. Department of Neurosurgery, University of Oklahoma.

7. Colmenarez Simón. (2018) Las Sociedades Secretas. Más allá de la teoría de la conspiración. Profuturo UNESCO, Alemania.

8. Colmenarez Simón. (2017). NeuroMilitarmente. Controlando humanos con Guerras de 5ta. Generación. Profuturo UNESCO, Italia.

9. Colmenarez Simón. (2018). Nada Imposible con Neurociencia & Reingeniería Humana. Profuturo UNESCO, Venezuela.

10. Colmenarez Simón. (2018). Psiquiatría, psicología y otros crímenes. Superando mis límites con Automotivación Neurocognitiva. IBC, Colombia.

11. Departamento científico Iberhome. Origen Cepa Anas Barbariae. España

12. Díaz-Negrillo Antonio. (2013). Bases bioquímicas implicadas en la regulación del sueño. Arch Neurocien. México

13. DSM-IV. Manual diagnóstico y estadístico de los trastornos mentales. (1995). España. Masson, S.A.

14. Ferrandiz Mach Marta. Fisiopatología Del Dolor. Hospital de la Santa Creu i Sant Pau. Barcelona

15. Florez Acevedo Stefani. (2016). Rol Modulador de la Oxitocina en la Interacción Social y el Estrés Social. Colombia

16. Fromm E. (2006). El miedo a la libertad. Paidós. España.

17. Gómez-Torres Norma. (2014). Las orexinas dos péptidos hipotalámicos. México

18. J.R. valdizan. (2012). Circuitos Cerebrales y Motivación. Salud Madrid. España

19. J.V. Castell. Bioquímica Hepática. Papel del hígado en la regulación del metabolismo.

20. Lieury A. (2008). ¿A qué juega mi cerebro? Robinbook. España.

21. López-Ramírez Cinthia Elizabeth. (2014). Oxitocina, la hormona que todos utilizan y que pocos conocen. Ginecol Obstet. México

22. Llinás R. (2002). El cerebro y el mito del yo. Norma. Colombia.

23. M. Corominas. (2007). Sistema dopaminérgico y adicciones. Neurol. España

24. M. López Utreras. (2014). Identificación y Caracterización de Neuropéptido Y de Salmo Salar Expresado en Leucocitos. Chile

25. Marambio G. Andrés. (2012). Gastrina: hormona de múltiples funciones. Hospital Clínico. Chile

26. Mirbet (2011) Poder Mental. Mirbet. Perú.

27. National Institutes of Health. (2016). Datos sobre la vitamina D

28. O'connor & Seymour (2000). Introducción a la PNL. Urano. España.

29. ONU. (2017). Informe Mundial Sobre las Drogas 2017. Oficina de las Naciones Unidas contra la Droga y el Delito. Viena

30. Ostrander y Lind (1991). Supermemoria. Grijalbo. España.

31. Pittaluga Carlos. (2011). Deterioro Cognitivo. Editorial Galac. Venezuela.

32. Sánchez-Montero. Farmacología de los Analgésicos Opiáceos. Máster del Dolor.

33. Santos-Espinosa Alejandro. (2018). γ-Aminobutyric Acid (Gaba) Produced By Lactic Acid Bacteria In Fermented Foods

34. Yagosesky R. (2016). El cambio emocional. Planeta. Venezuela.